Meinem lieben Gerhard
in Dankbarkeit

Irene-Franziska Maurer

Von der Quacksalberei zur Wissenschaft

650 Jahre Pharmaziegeschichte
am Beispiel der Ulmer Löwen-Apotheke

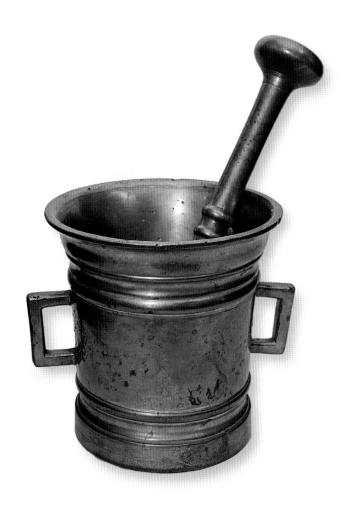

Inhalt

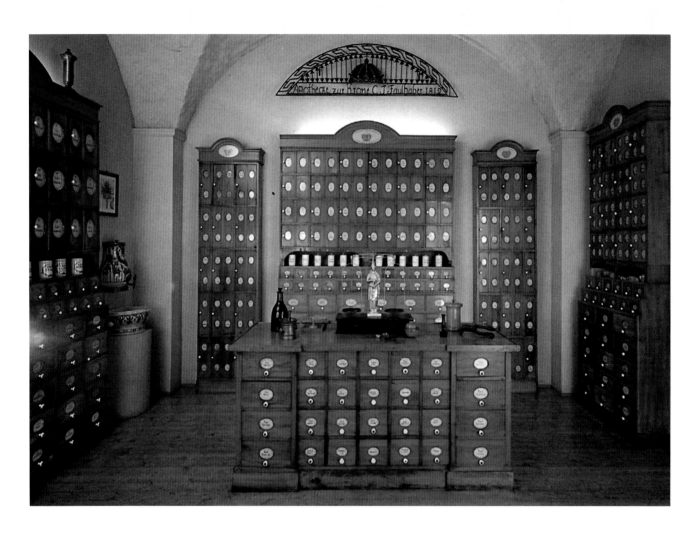

Abb. 1
Die Einrichtung der Apotheke zur Krone
in Ulm im 19. Jh.
Dr. Gustav Leube jun. stellte die Einrichtung der Apotheke zur Krone 1901 dem
Ulmer Museum zur Verfügung – heute
im Apothekenmuseum in Heidelberg

Grußwort

„Wer nicht um seine Herkunft weiß, hat auch keine Zukunft"

Golo Mann

Dieses Buch geht weit über die allein schon lesenswerte Geschichte der Löwen-Apotheke hinaus und verschafft einen äußerst interessanten sowie kurzweiligen Überblick über die Geschichte der Ulmer Apotheken und deren Bedeutung für die Stadtgesellschaft. Zugleich ist es ein Spiegel der Wirtschaftsgeschichte von Ulm und der Region.

Spannend ist es, die wechselvolle Geschichte der Löwen-Apotheke im Zeitenlauf verfolgen zu können. So erfährt man in anschaulicher Weise viel über die Entwicklung des Berufsstands des Apothekers und des Gesundheitswesens insgesamt. Was wir heute mit dem Begriff Gesundheitswirtschaft umschreiben, das kann man in diesem Buch anhand der Geschichte der Löwen-Apotheke konkret erfahren. Der Gesundheitsbereich hatte schon immer eine marktwirtschaftlich basierte bzw. wettbewerbsorientierte Grundlage, was in einem zeitweilig fast völlig regulierten Gesundheitswesen in den Hintergrund getreten war.

So ist es auch nicht verwunderlich, dass sich Apotheker über den Betrieb einer Apotheke hinaus immer wieder als Unternehmer hervortun. Geradezu typisch ist die Aufnahme einer pharmazeutischen Produktion durch Dr. Wilhelm Maurer in den 50er Jahren des 20. Jahrhunderts. Vergleichbare Entwicklungen gab es parallel mit den Apothekern Dr. Erwin Rentschler in Laupheim und Helmut Vetter in Ravensburg. Auch Gustav Leube setzte seine Kenntnisse als Apotheker ein, als er die erste Zementfabrik Süddeutschlands 1839 gründete. Er schuf damit eine wesentliche Grundlage für den wirtschaftlichen Aufschwung Ulms in der zweiten Hälfte des 19. Jahrhunderts. Darüber hinaus war er im gesellschaftlichen und wirtschaftlichen Leben Ulms tief verwurzelt. Dies gilt mindestens in gleichem Maße für Dr. Karl Wacker, der nicht nur die Löwen-Apotheke betrieb, sondern auch ein Labor für Wasser- und Lebensmitteluntersuchungen. Zudem engagierte er sich in vielfältiger Weise für die Stadt und die Region. So wurden die Löwenapotheker geradezu idealtypische Vertreter ihres Standes.

In diesem Buch ist die Geschichte der Löwen-Apotheke auf unnachahmliche Weise mit der Geschichte des Berufsstands, der Stadt und der Region verbunden. Dieses Verdienst gebührt der Autorin Irene-Franziska Maurer.

Otto Sälzle
Hauptgeschäftsführer der IHK Ulm

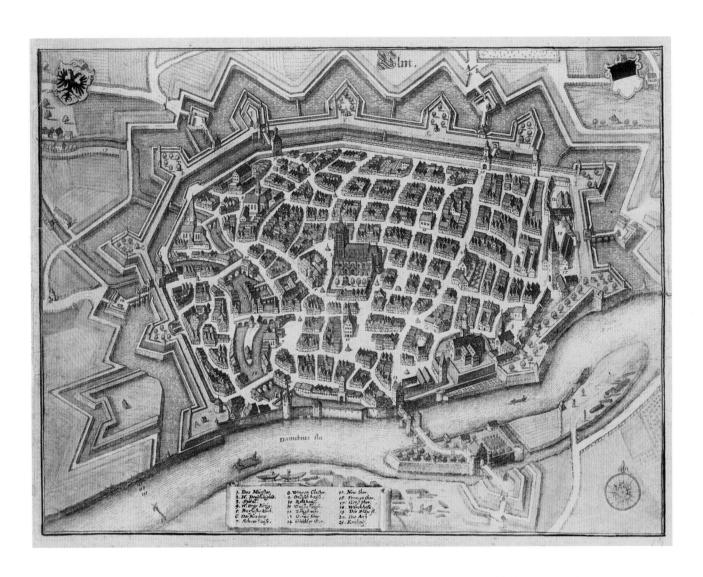

Abb. 2
Ulm im 17. Jahrhundert

Abb. 3 | rechts
Wappen der Familie Maurer

Kontinuität im Wandel –
Ulms ältestes Fachgeschäft

Seit 1364 im Dienste der Gesundheit

Ist Ihnen, liebe Leser, bekannt, dass in Ulms Neuer Mitte ein Einzelhandelsgeschäft betrieben wird, das schon seit über 650 Jahren existiert? Und nachweislich seit 1453 an derselben Stelle? Es handelt sich dabei um die Löwen-Apotheke in der Neuen Straße 91 mitsamt ihrer im 19. Jahrhundert eingerichteten „Schwester", der Homöopathischen Centralapotheke. Ihre Historie zurückverfolgt bis zur Gründung, ist sie der älteste Gewerbebetrieb im Bereich der Industrie- und Handelskammer Ulm.

Wer ihre Spur verfolgt, taucht tief ein in die Ulmer Stadtgeschichte. Die vielfältigen Hinweise zu sichten, zu sammeln, zu ordnen und nicht zuletzt zu publizieren, waren der Ansporn für diesen Band, der im historischen Längsschnitt Ulm aus Apotheker-Perspektive beleuchtet.

Heute gilt der Apotheker als Arzneimittelfachmann. In früheren Zeiten hingegen war er der Sphäre des Handwerks zugehörig, musste eine Lehr- und Gesellenzeit absolvieren und dabei auch kaufmännische Fertigkeiten erwerben.

Immer wieder brachte der Apothekerstand berühmte Persönlichkeiten und Erfinder hervor. Beispielhaft genannt seien der Naturforscher und Alchimist Johann Friedrich Böttger, der Hersteller des ersten europäischen Porzellans, Dr. August Oetker, der eine ganze Lebensmittelindustrie begründete oder der Ulmer Apotheker und Zementpionier Dr. Gustav Leube, der diesen Industriezweig im Ulmer Raum begründete. In diese Reihe von Gründern gehört ebenso der Hofrat Dr. Wacker aus der Ulmer Löwen-Apotheke, der das erste Lebensmittelprüfungsinstitut im Königreich Württemberg ins Leben gerufen hat. Bei diesem Streifzug durch die Jahrhunderte werden wir auf ihn stoßen.

Stützen konnte ich mich bei meinen Recherchen auf eine sehr wertvolle Untersuchung aus dem Jahr 1936 des Ulmer Lehrers, Redakteurs und unermüdlichen Lokalforschers Karl Schwaiger (1869 – 1953), die Dr. Wilhelm Maurer in Auftrag gegeben hatte.

Begeben wir uns nun auf den wechselvollen Weg, den diese Apotheke durch die Jahrhunderte genommen hat. Sie konnte sich etablieren und entfalten, da Ulm als Freie Reichsstadt große Bedeutung erlangte und wirtschaftlich erblühte. Sie durchlebte und überstand alle Stürme der Zeit, den religiösen Umbruch der Reformation ebenso wie Kriege und Notzeiten. Der zeitliche Bogen umspannt die Wirtschaftsordnung des Zunftwesens ebenso wie wissenschaftliche Revolutionen, und er führt bis in die jüngste Zeit und damit ins digitale Zeitalter.

All dies im Zeitraffer betrachtet, grenzt die unglaubliche Kontinuität dieser kleinen Ulmer pharmazeutischen Institution an ein kleines Wunder, zumal aus der Perspektive unserer heute so kurzatmigen Zeit.

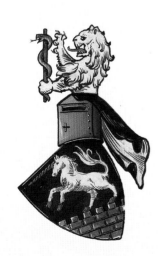

Irene-Franziska Maurer

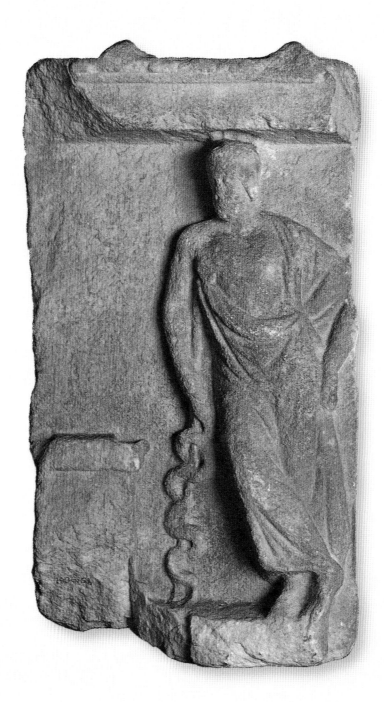

Abb. 4
Weihrelief
Fragment eines dem Asklepios
geweihten Reliefs, attisch, um
330 v. Chr.

Geschichte und Ursprünge
der Heilkunde

Will man die Pharmazie im Mittelalter verstehen, so muss man deren Quellen betrachten, die in tiefer Vorzeit lagen, besonders in der Blütezeit des Hellenismus.

In der Antike

Der Ursprung der Heilkunde liegt ebenso wie die ersten Anfänge aller anderen Kulturerscheinungen im Dunkel der Vorzeit verborgen. Diese Feststellung gilt umso mehr für die Arzneikunde und Arzneikunst. Beide haben bis zur Entwicklung einer systematisch aufgebauten Methodik des Krankheiterkennens, der Diagnose, einen wesentlichen, in der Frühzeit der Menschheitsgeschichte sogar *den* wesentlichen Bestandteil der Heilkunde gebildet.

Die älteste Rezeptsammlung, die uns überliefert wurde, stammt von den **Sumerern in Mesopotamien** um 3.000 v. Chr. In Fachkreisen berühmt ist auch der so genannte **Ebers-Papyrus,** vor 3.500 Jahren in Ägypten verfasst, der rund 880 medizinische Rezepte und Hilfsmittel auflistet.

Auch in der griechischen Welt liegt über dem Ursprung von Medizin und Pharmazie das göttliche Geheimnis. Aeskulap war der Gott der Heilkunst. Noch heute erinnert uns der Aeskulapstab, umwunden von der Weisheitsbringerin, der Schlange, an die ihm zugemessene Bedeutung. Pharmazie hatte Aesculap der Sage nach von dem Centaur Chairon erlernt, und seine beiden Töchter, Hygieia und Panacea, hatten gleich ihm mythische Bedeutung für die Ausübung der Heilkunst.

In den Anfängen griechischer Kultur kamen wesentliche Einflüsse auf dem Gebiet der Heilkunde von Osten, das heißt, von Mesopotamien, sowohl als auch von Süden, von Ägypten.

Blütezeit der griechischen Medizin

Dann jedoch entwickelte sich in Griechenland und seinen angrenzenden Gebieten zum ersten Mal eine unabhängige Naturwissenschaft, die die gesamte abendländische Welt für Jahrhunderte bestimmen sollte. So ist hier **Thales von Milet** (639 – 544 v. Chr.) zu erwähnen, nicht nur als Mathematiker, sondern auch seiner Philosophie wegen. Er hielt das Wasser für den Urstoff allen Seins. Anaximander verkündete bereits 550 v. Chr., dass der Mensch Vorfahren habe, die tierähnliche Geschöpfe gewesen sein müssen. Und **Pythagoras** ist nicht nur als Mathematiker berühmt, sondern er beschrieb auch die Heilkraft einiger Pflanzen. **Aristoteles** (384–322 v. Chr.) entwickelte das System des Empedokles von den vier Elementen Erde, Luft, Feuer und Wasser in einer Form, die für fast 2 Jahrtausende Bestand haben sollte.

Bei den Angehörigen der etwa um das Jahr 600 v. Chr. blühenden griechischen Ärzteschulen auf der Insel Kos und in Knidos in Kleinasien gab es bereits besondere Hilfskräfte,

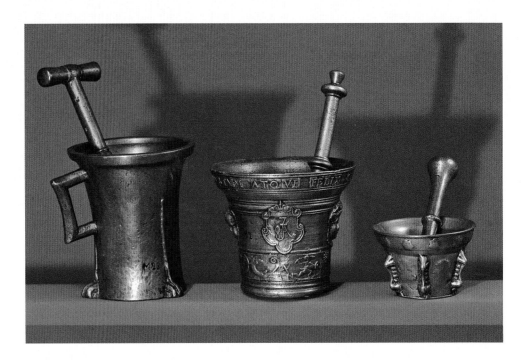

welche die mehr mechanischen Tätigkeiten des Sammelns und Herrichtens von Arzneistoffen, der Unterstützung bei der Ausübung des Berufs, Verabreichung von Bädern, Umschlägen, Einreibungen, Schröpfen und anderen Maßnahmen der niederen Chirurgie versahen. Hier bahnte sich bereits eine Arbeitsteilung an, die den Keim zu dem Beruf des Apothekers und dem des Heilgehilfen enthielt. Auf Kos existierte eine Art Sanatorium, wo die Kranken wohnten und therapiert wurden.

In diesen griechischen Ärzteschulen hat sich erstmalig eine systematisch aufgebaute Krankheitslehre und damit eine wissenschaftliche, d.h. auf bestimmten Grundsätzen beruhende methodische Diagnostik herausgebildet, die sich insbesondere an dem Namen des aus der Schule von Kos hervorgegangenen Vaters der Heilkunde, **Hippokrates** (460 – 370 v. Chr.) und an die in Bezug auf die Autorenschaft umstrittenen hippokratischen Schriften knüpfen. Hippokrates überträgt das Schema der vier makroskopischen Elemente Feuer, Wasser, Erde und Luft auf den Mikrokosmos des Menschen und leitet daraus die Lehre von den vier Körpersäften Blut, Schleim, schwarze und gelbe Galle ab. Diesen vier Säften sind die vier Elemente und die vier Qualitätenpaare „heiß und trocken" (gelbe Galle), „kalt und trocken" (schwarze Galle), „nass und heiß" (Blut), sowie „nass und kalt" (Schleim) zugeordnet. Eine Störung des Gleichgewichts zwischen diesen Säften bzw. ihren Eigenschaften ist Ursache aller Krankheiten. Aufgabe des Arztes war, der Natur zu helfen, sich selbst zu helfen. Man bevorzugte diätetische Maßnahmen arzneilicher und nicht arzneilicher Natur und kannte und verwandte Umschläge, Einreibungen und Pflaster, Stuhl und Mutterzäpfchen, Salben, Aufgüsse, Abkochungen, Auszüge, Latwergen usw..

Die Arzneistoffe waren mit wenigen Ausnahmen, so u. a. Alaun, Schwefel, Kupferblüte, Kupfersulfat und Eisenrost, pflanzlicher Natur. Auch pflanzliche Narkotika fanden in der hippokratischen Medizin bereits Verwendung.

Galenos von Pergamon

500 Jahre später systematisierte Galenos von Pergamon (129 – 200 n.Chr.) die Vier-Säfte-Lehre, legte sie seinem Krankheitskonzept zugrunde und trug zu ihrer Verbreitung im gesamten römisch beherrschten Mittelmeerraum bei. Arzneimittel, Pharmakon, nennt Galen dasjenige, was im Körper eine Veränderung hervorbringt, im Gegensatz zu den Nahrungsmitteln, die eine Vermehrung bewirken. Die innerlichen Mittel hießen auch Antidota. Die einfachen Arzneimittel sind rein und unverfälscht und wirken nur nach einer Seite hin. Hauptaufgabe der Pharmakologie ist ‚den einzelnen Krankheitszuständen gemäß, sie nach ihren Elementarqualitäten des Warmen, Kalten, Feuchten und Trockenen zusammenzusetzen.

Die Tatsache, dass man diejenigen Arzneipräparate, die im Wesentlichen ohne größere Apparatur, auf der Grundlage empirischer Feststellungen und mit Hilfe manueller Geschicklichkeit hergestellt werden, auch heute noch „Galenika" nennt, dürfte darauf zurückzuführen sein, dass Galen für eine ganze Anzahl solcher Mittel, Pflaster, Salben usw. aufgrund eigener Erfahrungen Vorschriften angegeben hat, die immer wieder variiert und verwendet wurden. Es ist bekannt, dass Galen seine Composita selbst anfertigte und das gleiche dürfte bei den meisten Ärzten der Antike der Fall gewesen sein. Andererseits wurde bereits erwähnt, dass schon um 600 v. Chr. bei den Angehörigen der Ärzteschulen von Kos und Knidos das Sammeln der Arzneistoffe und die Herstellung der Arzneimittel von „besonderen Hilfskräften" besorgt wurde. Selbständigen Gewerbetreibenden scheint man, jedenfalls in offiziellen Kreisen, das gerade bei der Zubereitung der Arzneien erforderliche Vertrauen in der Antike nicht geschenkt zu haben.

Die frühesten Gewerbetreibenden, die sich im Altertum mit der Herstellung und dem Vertrieb von Arzneimitteln befassten, kann man in zwei Klassen unterscheiden: die „Pigmentarii", die die einheimischen Drogen von den Kräutersuchern, den „Rhizotomen", bezogen und sie an das Volk als Heilmittel, an die Färber und Handwerker für ihr Gewerbe verkauften und die „Unquentarii" oder „Saplasiarii", die zur Herstellung ihrer Kosmetika die teuren orientalischen Drogen verwandten und diese den Ärzten lieferten. „Pharmacopolae" hießen im Altertum die Quacksalber, die in Buden auf dem Markt oder im Umherziehen Arzneimittel, Zaubermittel, Färbemittel und Kuriositäten feil hielten, während die Gewürzhändler die Bezeichnung „Aromatarii" führten. Eine behördliche Kontrolle über den Geschäftsbetrieb der Salbenbereiter ist erst in byzantinischer Zeit in einem Polizeiedikt des oströmischen Kaisers Leo nachweisbar. Die erste öffentliche Apotheke ist im 8. Jahrhundert unter Almansur in Bagdad nachweisbar.

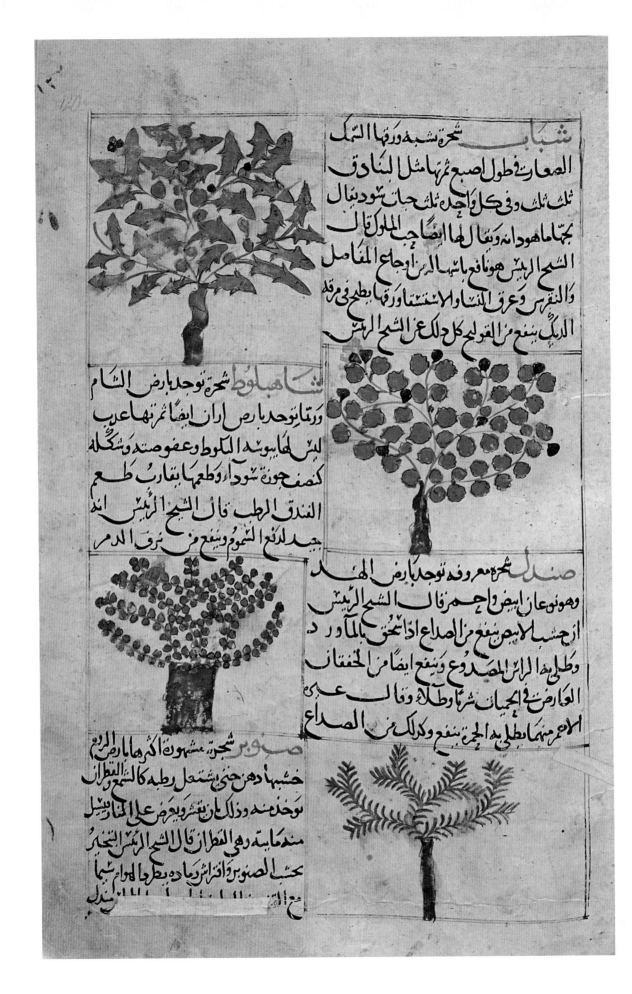

شبان شجرة شبيه ورقها بالسمّـك
العصار في طول اصبع ثمرها مثل البنادق
ثلث ثلث وفي كل واحد ثلث حبات سود يقال
لجماها هود ويقال لها ايضاجاج الملوك قال
الشيخ الرئيس هو نافع بالدن لاوجاع المفاصل
والنقرس وعرق النسا والاستسقا وقد اطلي مرقه
الدبك نفع من القولنج كل ذلك عن الشيخ الرئيس

شاه بلوط شجرة توجد بارض الشام
ورتما توجد بارض ايران ان ايضا ثمرها عرب
ليس لها سوى الكلوط وعضه وشكله
كمضعون سوداً وطعمها يقارب طعم
الفندق المرطب قال الشيخ الرئيس انه
جيد لدفع السموم وينفع من نزف الدم

صندل شجرة معروفه توجد بارض الهند
وهو نوعان ابيض واحمر قال الشيخ الرئيس
ارحسب الابيض ينفع من الصداع اذا سحق بالماورد
وطلي به الرائس المصدوع وينفع ايضا للخفقان
العارض في الجمان شرباً وطلاً وقال عيسى
الاعمر مهما طلي به الجمر ينفع وكذلك من الصداع

صنوبر شجرة مشهون اكثرها بارض الروم
حبها دهن جني يشعل وطبه كالبطران
نوجد منه وذلك لان يقطر ويعرض على البنادس بسل
منه ما يسيله دهي البطران قال الشيخ الرئيس العنبر
بحب الصنوبر واثر هاير بطرها ها الروام شبها
مع الله ١١١١ ١١١١ ١١١١ سندل

Abb. 6
„Wunder der Schöpfung"
des Quazwini

Die arabische Medizin im 10. Jahrhundert

Eine wesentliche Änderung der politischen Struktur des vorderasiatischen – nordafrikanischen Raums bedingte die im 7. Jahrhundert beginnende, sich bald bis nach Spanien ausdehnende Herrschaft der muselmanischen Araber. Aus der byzantinischen Welt gelangte das medizinische Wissen der Antike in den persischen und schließlich in den arabisch – islamischen Kulturraum. Die arabische Medizin ist noch die der antiken Welt, sie erfährt indessen neben Kompilation[1] und Assimilation[2] auch eigenständige Ergänzungen, etwa aus der asiatischen Medizin.

Im 10. Jahrhundert erlebte die arabische Medizin ihre erste Blüte.
Dies geschah besonders durch:

Rhazes (850 – 932): Liber continens, Liber medicinalis
Haly Abbas (? 930 – 994): Liber regalis
Isaak Judaeus (ca. 850 – 950): Bücher über Medizintheorie, Diät, Uroskopie, Fieber
Avicenna (980 – 1037): Canon medicinae

Im 11. und 12. Jahrhundert ist die arabische Medizin durch große Eigenständigkeit in Theorie und Praxis gekennzeichnet. (Botanik, Diätetik, Drogenkunde, Materia medica[3], Chirurgie). Hier sind zu erwähnen:

Abul Kasis (gestorben 1013)
Averroes (1126 – 1198) und
Maimonides (1135 – 1204)

Von neuen Mitteln sind zu erwähnen der Kampfer und der Moschus und die milden Abführmittel Senna und Tamarinden. Im Arzneischatz des Rhazes finden sich Pillen, Sirupe, Pastillen und ein Teil der Zucker- bzw. Honigarzneien, die in der mittelalterlichen Pharmazie eine große Rolle spielten. Tierbestandteile und tierische Auswurfstoffe sind in großer Anzahl vorhanden. Diese findet man in der mittelalterlichen sogenannten „Dreckapotheke" wieder. Den Kosmetika widmet Rhazes in seinem Hauptwerk „Liber continens" ein eigenes Kapitel.

Aus der Frühzeit der europäischen Medizin nach dem Untergang des Weströmischen Reiches ist nicht viel bekannt. Die christlichen Klöster wurden zu den wichtigsten Orten literarischer und kultureller Pflege. Hier wurden die überlieferten medizinischen Texte, teils in umfangreichen Handschriftensammlungen zusammengetragen, teils aus dem Griechischen ins Lateinische übersetzt.

Die Klostermedizin in Deutschland

Der Abt Walahfried von Reichenau beschreibt in seinem auf germanischer Heilpflanzen-
kunde beruhenden Werk „Hortulus" im Jahre 825 in 444 Hexametern die Arzneikräuter
der Bodensee Region.

Die Äbtissin Hildegard von Bingen (1098 – 1179) geht in ihren Werken „Physica" und
„Causae et Curae" sowohl auf die von den Benediktinern in Deutschland kultivierten, als
auch auf die nicht heimischen Pflanzen ein.

Die ersten Arzneibücher

Um das Jahr 1000 spielte die durch die islamische Medizin beeinflusste Schule von Salerno
eine überragende Rolle. Aus ihr sind wesentliche Arzneimittelbücher hervorgegangen, von
den Übersetzungen des **Constantinus Africanus** (1020 – 1087) bis zu dem von **Arnold von
Villanova** (1235 – 1311) zusammengestellten *Regimen Sanitatis*. Sie beruhen auf medizi-
nischem und arzneikundlichem Gedankengut der griechischen und römischen Antike und
der Araber. Eine Bedeutung für die späteren Arzneibücher gewannen das *Antidotarium
Nicolai Salernitari*, das um 1100 verfasst wurde, das *Antidotarium Nicolai Myrepsi*, das
zwischen 1270 und 1290 von einem in Byzanz lebenden Alexandriner namens **Nicolaus
Myrepsus** zusammengestellt wurde und das von **Nicolaus Praepositus** um 1500 geschriebene *Dispensatorium ad aromatarios*.

Für die pharmazeutische Praxis in ganz Europa wurde später das in der Mitte des
15. Jahrhunderts von dem italienischen Arzt **Saladin de Asculo** geschriebene *Compendium
aromatariorum* von besonderer Bedeutung, das in Frage und Antwort Auskunft über alles
das zu geben versucht, was ein Apotheker jener Zeit nach Ansicht des Arztes wissen sollte.
Von Salerno aus strömte die befruchtende Welle antiker und arabischer Kenntnis über ganz
Europa. So war es auch die salernitanische Hochschule, die der **Hohenstaufer Kaiser
Friedrich II** bei seiner um 1240 abgeschlossenen, für den europäischen Kulturkreis vorbild-
lich gewordenen Medizinalgesetzgebung, mit dem Recht ausstattete, die Medizinstudieren-
den für den Bereich seines Reiches zu Ärzten zu approbieren.

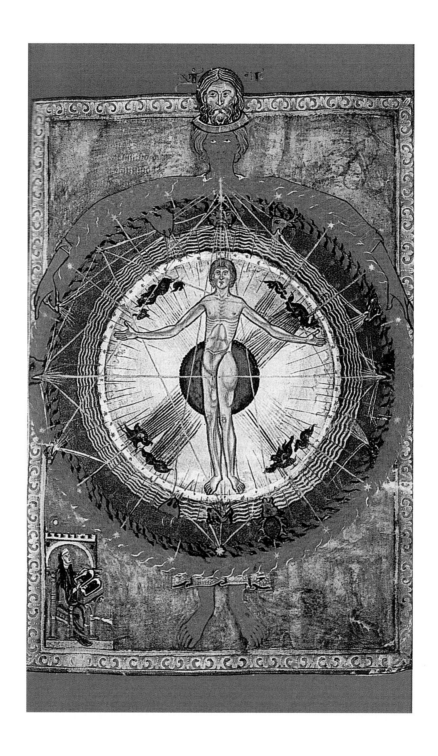

Abb. 7
Hildegard-Medizin,
der Kosmosmensch

Agreas dr̃ ·   pentozolon
Siculi uocãt   aglofotis
Alii   peonia
Inuenta peonia nom̃ auctores retinent.

Nascit circa a sicilie montib; que omer̃ auctor librie sine inseruit Inueni
tur plurimũ a pastorib; h̃ b̃ta in extrema bacula b̃t maligranati. ma
gnitudinẽ que noctu sic lucet tã lucena q̃d ẽ granũ exci silõ plurimũ
noctu a pastorib; inuenit̃ ꝛ collegetur:

Comerus auctor   crete sicilia

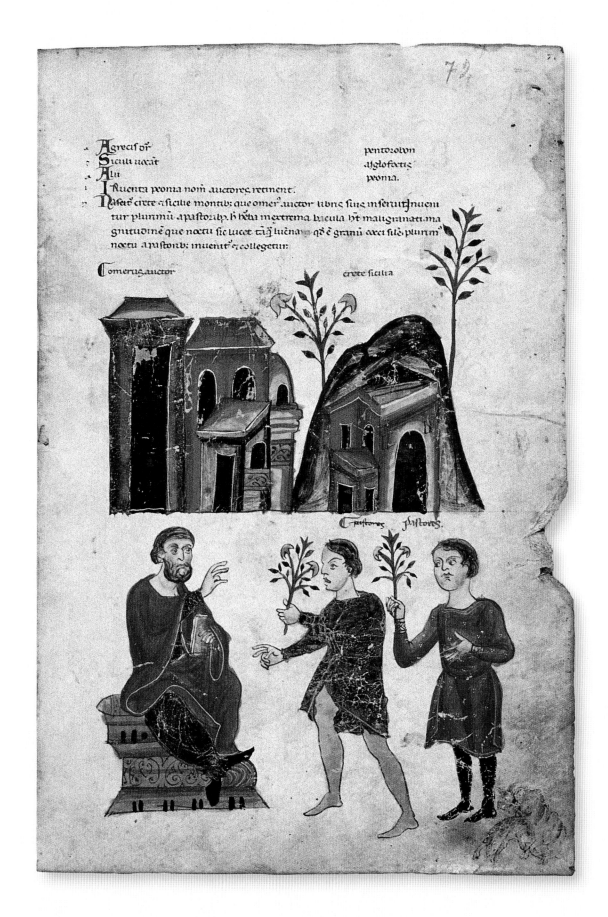

Cpastores pastoris.

Die Entstehung des europäischen Apothekenwesens

Um das Jahr 1240 unterzeichnete der **Hohenstaufer Friedrich II** (1194 – 1250) eine Medizinalordnung, die zum „Grundgesetz" des Apothekerberufs werden sollte. Obschon dieses Edikt vom Kaiser des Heiligen Römischen Reiches Deutscher Nation erlassen worden war, so blieb es in seiner Gesetzeskraft doch auf das Königreich beider Sizilien (Sizilien und Unteritalien) beschränkt. Drei Bestimmungen dieser Medizinalordnung machten die Pharmazie zu einem unabhängigen Zweig des behördlich überwachten Gesundheitswesens und wurden damit zum Ausgangspunkt für die Apothekengesetzgebung der folgenden Jahrhunderte.

Die Trennung der Pharmazie von der Medizin war eine Anerkennung der Tatsache, dass die Ausübung der Pharmazie besondere Kenntnisse verlangt: Fertigkeiten, Initiative und Verantwortlichkeit, die allein eine gleichmäßige Versorgung der Bevölkerung mit Arzneimitteln zu garantieren vermögen. Indem das Gesetz jegliche geschäftliche Absprache zwischen Arzt und Apotheker verbot, versuchte es dem ethischen Prinzip Geltung zu verschaffen, dass die Erfüllung der beruflichen Pflichten, nicht die Ausbeutung der Kranken, das erste Gebot der Heilberufe sein sollte: Salus aegroti, suprima lex.

Durch die behördliche Überwachung der Ausübung des Apothekerberufs wurde die Wichtigkeit der Pharmazie für das öffentliche Gesundheitswesen anerkannt. Eine gesetzlich vorgegebene Formelsammlung regelte die Herstellung aller Arzneimittel. Weitere Paragraphen der Medizinalordnung regelten die Beschränkung der Apothekenzahl und die Preisfestsetzung für Arzneimittel.

Die Frage, ob die öffentlichen Apotheken aus Kloster-Dispensatorien hervorgegangen sind oder von Kaufleuten gegründet wurden, die mit Heilkräutern und Gewürzen Handel trieben, kann nicht eindeutig beantwortet werden. Wenn man die Geschichte verfolgt, kann man beide Arten von Vorläufern späterer Apotheken feststellen. Es ist indessen kein Zweifel, dass die ersten europäischen Apotheken, die außerhalb von Klöstern entstanden, ebenso wie frühmittelalterliche Ärzte, die nicht Mönche waren, viel der wissenschaftlichen Kenntnis und Berufserfahrung ihren klerikalen Vorläufern verdankten.

Abb. 8
Anwendung von Paeonien
gegen Ischias

13. und 14. Jahrhundert

Abb. 9
Siegel der Reichsstadt
Ulm

Zur Stadtgeschichte: Ulm macht sich frei

Wie alle Städte des Mittelalters strebte auch Ulm nach einer freien Selbstverwaltung. Entscheidend war dabei die Ausbildung eines Rates, der 1255 erstmals urkundlich genannt wird. Von der Mitte des 13. Jahrhunderts an gelang es Ulm, die einst vom Reichsvogt und Ammann als den königlichen Vertretern ausgeübten stadtherrlichen Ämter und Rechte, darunter etwa Münz- und Zollrechte oder Rechte der Gerichtsbarkeit, Schritt für Schritt selbst zu übernehmen. Am Ende des 14. Jahrhunderts hatte Ulm seine stets durch königliche Privilegien abgeleitete kommunale Eigenständigkeit endgültig erreicht. Ein nahezu autonomer „Stadtstaat" mit eigener Ratsverfassung und Bürgergemeinde war entstanden. Hoheitliches Ziel der Ulmer Bürgergemeinde, der „universitas civium in Ulma", war das seit 1244 erhaltene reichstädtische Siegel mit dem Reichsadler im Siegelbild für die reichsunmittelbare Stellung der Stadt.

Bis 1316, als der Bau eines neuen Mauerrings begonnen wurde, einhergehend mit einer Vergrößerung der Stadtfläche um das Vierfache, umfasste Ulms innerstädtisches Gebiet eine Fläche von rund 16 Hektar. Zu diesem ersten Befestigungsring gehört ein mächtiger Stadt-

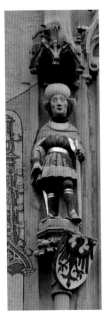
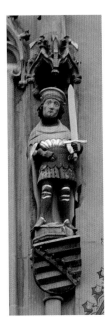
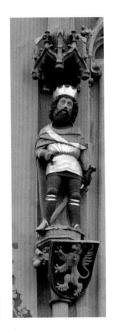
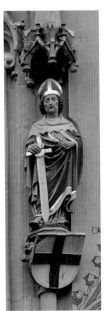
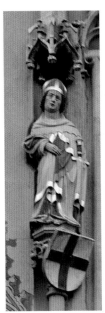
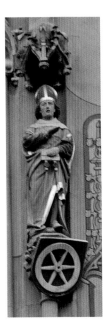

Abb. 11
Entwicklungsphasen des reichsstädtischen Ulms von der Pfalz mit Staufischer Stadt bis zur Stadterweiterung von 1316

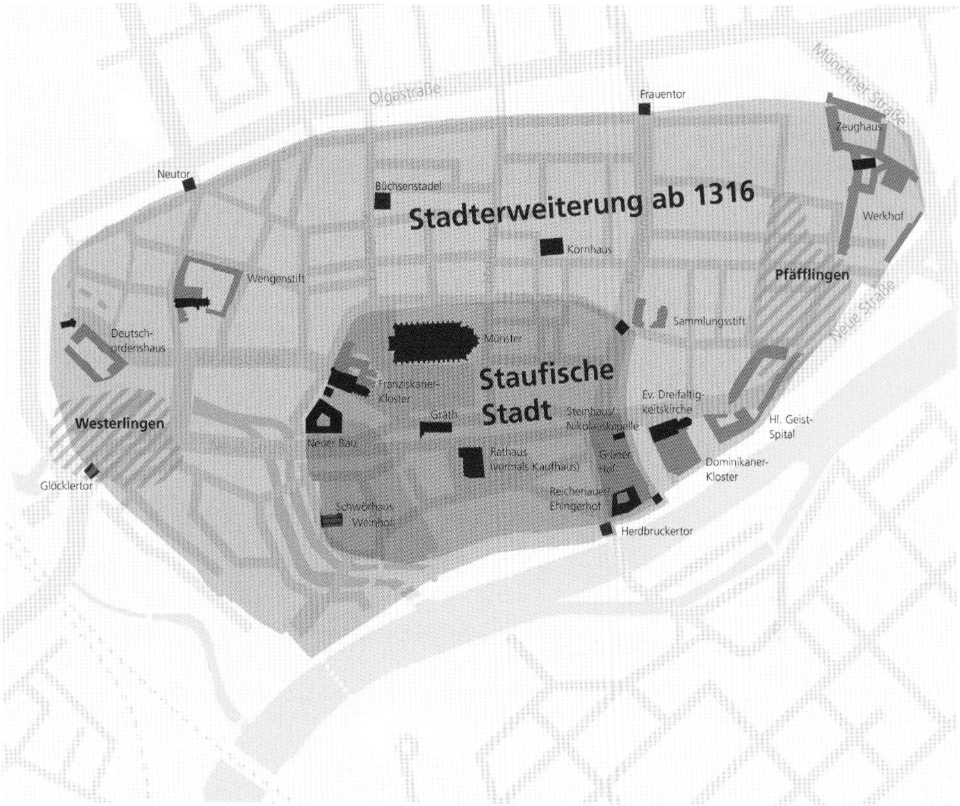

Abb. 10 | linke Seite
Sechs der sieben Kurfürsten an der Südseite des Ulmer Rathauses

graben. Zugang zur Stadt gewähren drei Tore: das Löwentor im Westen, das Schützentor im Südosten und das Leonhardstor im Norden.

Nach und nach war eine bürgerschaftliche Selbstverwaltung mit Bürgermeister und Rat entstanden, der zunächst allein von Patriziern besetzt war. Doch bald ist die Bevölkerung unzufrieden. In der ersten Hälfte des 14. Jahrhunderts wollen die in den Zünften vereinigten Handwerker die Beteiligung am Rat der Ulmer Stadtregierung erzwingen. Dabei herrschen teilweise bürgerkriegsartige Zustände, es gibt Tote und Verletzte. Erst 1345 kommt die Stadt zur Ruhe. Im Kleinen Schwörbrief wird den Zünften nicht nur die Mitwirkung am politischen Geschehen eingeräumt – sie erstreiten sich sogar die Mehrheit im Rat. Von 31 Sitzen fallen künftig 17 an die Zunftmeister.

Acht Jahre vor der ersten urkundlichen Erwähnung der beiden Ulmer „Apenteker"[4], also 1356, hatte sich das Heilige Römische Reich mit der „Goldenen Bulle" eine Art „Grundgesetz" gegeben, das die Modalitäten der Wahl und der Krönung der römisch-deutschen Könige durch die Kurfürsten regelte. Letztere wurden so zu Mitträgern des Reichs, ihrem Kreis gehörten drei Geistliche – die Erzbischöfe von Mainz, Trier, und Köln – sowie vier Weltliche – der König von Böhmen, der Pfalzgraf bei Rhein, der Herzog von Sachsen sowie der Markgraf von Brandenburg an.

Diese bedeutenden Persönlichkeiten sind an der Süd- und Ostfassade des Ulmer Rathauses als Figuren aus Stein verewigt, das 1370, noch vor dem Münsterbau, von der Stadt als Errichtung eines „Kaufhauses" – ein weiteres Großprojektes – in Angriff genommen wird.

Ins Obergeschoss kommt nach 1397 ein großer Ratssaal. 1419 wird dieses Gebäude dann erstmals als „Ratshaus" bezeichnet, was es bis in die Gegenwart geblieben ist.

1376 schließen sich unter Führung Ulms 14 schwäbische Reichsstädte im Schwäbischen Städtebund zur Verteidigung ihrer Unabhängigkeit zusammen. Der Bund wird von Kaiser Karl IV für rechtswidrig erklärt. Die Folge: 1376 belagern kaiserliche Truppen Ulm. Die Kaiserlichen müssen zwar abziehen, die Belagerung aber macht den Ulmern klar: Die vor den Mauern der Stadt gelegene, aus dem 7. Jahrhundert stammende Pfarrkirche „ennet fels" stünde in einem Krieg äußerst ungünstig und die Gläubigen könnten nicht mehr zur Kirche gehen.

Am 30. Juni 1377 ließen die Ulmer der Erkenntnis Taten folgen. Die aufstrebende Stadt mit ihren etwa 10.000 Einwohnern legte den Grundstein für eine gigantische Kathedrale mit Platz für 20.000 Menschen. Der wohlhabende Teil der Bürgerschaft finanzierte den Münsterbau ganz allein. Bürgermeister Krafft legte bei der Grundsteinlegung dafür als erster Silbermünzen in die Baugrube. Andere Reiche taten es ihm nach.
1377 wurde Ulm dann durch einen weiteren Grunderwerb zur flächenmäßig zweitgrößten Reichstadt und zu einem der mächtigsten Stadtstaaten im heutigen Süddeutschland. Die Zünfte wurden in der Zwischenzeit zur beherrschenden Kraft im Stadtstaat. Im Großen Schwörbrief von 1397 spiegelt sich ihre gewachsene Bedeutung wider. Neben dem bisherigen Rat wird ein 40 Mitglieder umfassender „Großer Rat" gebildet, in dem die Zünfte 30 Sitze haben. Die Patrizier verlieren obendrein ihr aktives Wahlrecht für die Stadtregierung.

Der Status als Freie Reichsstadt, die keinem anderen weltlichen oder Geistlichen Herrscher als dem Kaiser unterstellt war, schuf günstige Bedingungen für ein gut funktionierendes Apothekenwesen. Ab dem 15. Jahrhundert lassen sich die entsprechenden Aufzeichnungen lückenlos verfolgen.

Abb. 12
Bei der Grundsteinlegung des
Ulmer Münsters 1377 werden
Gold und Edelsteine gestiftet

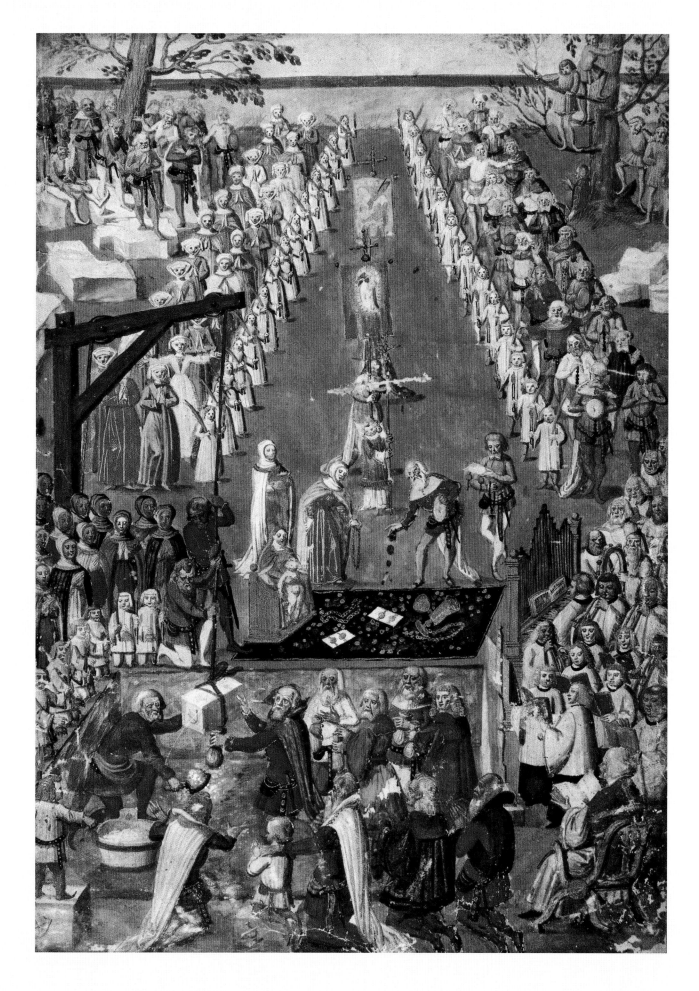

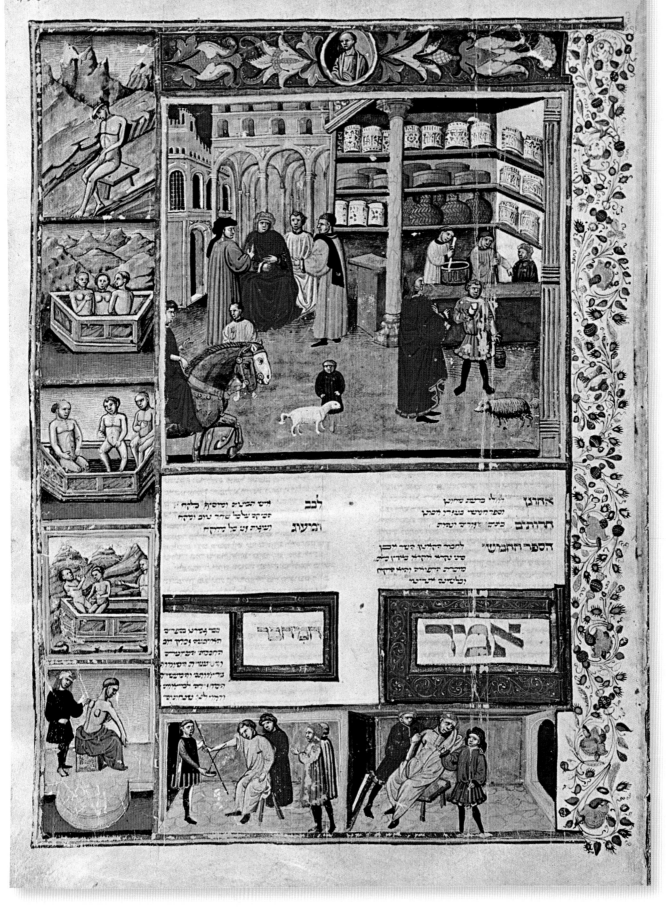

Abb. 13
Darstellung einer mittelalterlichen Apotheke.
Auf den Randbildern kann man ein Sonnenbad,
drei Badeszenen, Schröpfen, Aderlass und vermutlich
die Darstellung einer Thoraxpunktion erkennen,
Canon des Avicenna (um 1000 n.Chr.)

Medizingeschichte im Mittelalter

Die mittelalterliche Medizin hatte ihren Mittelpunkt nicht in Laboratorien oder Krankenhäusern, sondern in Bibliotheken. Sie war letztlich nur eine Wiederholung griechischer Beobachtungen, Theorien und Rezepte. Bestimmendes Krankheitskonzept war die Humoralpathologie Galens, an ihr orientierten sich Diagnostik (Pulslehre, Uroskopie) und Therapie (Evakationsmethoden: Aderlass, Schröpfen, Abführen, Erbrechen, Niesen u.s.w.).
Doch auch in diesem statischen und stabilen System kam es allmählich zu einem Wandel. Die fest an die Autorität von Hippokrates und Galen glaubenden Ärzte wurden durch die Pest erheblich verunsichert. Paradoxerweise setzte mit der großen Pest der 40iger und 50iger Jahre des 14. Jahrhunderts aber auch eine positive Entwicklung ein. So folgten gerade aus dieser Seuche erste systematische Ansätze im Sinne einer modernen Stadthygiene, beispielsweise Absperrungen, Isolierungen, Quarantäne, Kontrollen und Pestreglements.

Die Anfänge des Apothekenwesens in Deutschland

Es ist charakteristisch für Deutschland, dass die Ausübung des Apothekenberufs stets behördlich und kaum durch die Apothekerschaft selbst geregelt wurde. Während des Mittelalters war die Apothekenzahl in deutschen Städten im allgemeinen zu klein, um wie in anderen Berufsständen oder anderen Ländern die Bildung von Zünften oder zunftähnlichen Zusammenschlüssen zu erlauben. Da in einigen Städten Kaufleuten nicht erlaubt war, ein Geschäft zu betreiben, wenn sie nicht einer Zunft angehörten, waren Apotheker bisweilen genötigt, einer solchen beizutreten. Die Händlern und Handwerkern durch die Zunftordnung gewährten Privilegien verschafften den Apothekern das Monopol zur Herstellung und Verkauf von Arzneimitteln. Anderseits bestanden für sie besondere Pflichten, die in einem rechtmäßig gewordenen Dokument niedergelegt wurden.

Die ersten Apotheken im mittelalterlichen Ulm

Ein frühester Nachweis einer Ulmer Apotheke ist eine am 23. August 1364 in Ulm ausgestellte Urkunde, worin neben anderen Personen auch „Engelhard und Burkard die Appentegker" erwähnt sind. Der Lokalhistoriker Karl Schwaiger schlussfolgerte aus dem Urkundentext, dass es sich bei beiden um Inhaber von Apotheken gehandelt haben musste.[5]
Engelhard taucht überdies in einer Stadtrechnung von 1389 unter „Maister Engelhart appentegger" als Empfänger von sechs Gulden für abgegebene Heilmittel auf.[6] Von Burkard hingegen ist keine einzige weitere Spur mehr überliefert.
Ein weiterer früher Hinweis auf das Ulmer Apothekerwesen ist im Chor des Ulmer Münsters zu finden mit dem Grabstein einer „Margareta Appotekerin", der auf das Jahr 1383 datiert ist. Es ist anzunehmen, dass es sich bei dieser um die Frau eines in der Urkunde erwähnten Apothekers gehandelt hat.[7]

Zwischen 1364 und 1453 existierten in Ulm zwei Apotheken – nachweislich seit 1438 eine am Münsterplatz und eine weitere östlich davon, deren genaue Lage nicht ganz klar ist. Doch ab **1453** – mit der Erwähnung des **Apothekers Manz in der „Langen Gass"** – lässt sich die Reihe der Apothekenbesitzer der heutigen Löwen-Apotheke und ihre Lage an derselben Stelle lückenlos nachweisen.

Die Bezeichnung dieser Gasse war im Übrigen keine Anspielung auf ihre vermeintliche Länge. Früher nur von der Kramgasse bis zum „Kronprinzen" in der Frauenstraße reichend, war sie sogar ausgesprochen kurz. Laut Kornbeck bekam sie ihren Namen im 15. Jahrhundert nach einer **Ulmer Familie Lang**, welche schon in Urkunden aus dem 13. Jahrhundert erwähnt ist. Erst im Jahr 1895, als die Münsterstraße und die frühere Hofspitalgasse (von dem Frauenstraßen-Eck bis in den Spitalhof) einbezogen wurde, wurde aus der kurzen Langen Straße eine wahrhaft Lange Straße.

Was die Löwen-Apotheke betrifft, erhielt sie, wie die anderen Ulmer Apotheken ebenso, ihren bis heute gebräuchlichen Namen erst im frühen 19. Jahrhundert. Was hierzu die Anregung gab, ist noch nicht bekannt. Das einstige Löwen-Tor?

Doch zurück ins Mittelalter. Bei den Recherchen über die Ulmer Stadtgesellschaft sind Steuerbücher von hohem Aussagewert. In Ulm sind leider nur noch die Bücher von 1427, 1499 und 1735 erhalten, die anderen wurden im 19. Jahrhundert offenbar entsorgt. In diesen Büchern sind die Abgaben aller Steuerpflichtigen eingetragen. Nun muss man jedoch berücksichtigen, dass damit nicht automatisch alle am Ort tätigen Apotheker darin aufgeführt sind. Wie Ärzte, Rechtsgelehrte, Stadtpfeifer und andere Berufsgruppen auch, gingen sie durch Verträge mit der Reichsstadt Ulm ein gewisses Dienstverhältnis ein. Als so genannte „Überkommene" waren sie ermächtigt, aber nicht verpflichtet, das Ulmer Bürgerrecht zu beantragen. Da dieses neben Vorteilen auch Pflichten wie die Bürgersteuer und Wehr und Wachtdienste mit sich brachte, waren die „Überkommenen" nicht in jedem Fall und automatisch geneigt, die Aufnahme ins Bürgerrecht zu beantragen. Daher rührt es, dass der Name der Apotheker in den Bürgerbüchern nur ausnahmsweise erscheint. In den Steuerbüchern war ihr Name zwar eingetragen. Aber da die Apotheker keine Steuer zu entrichten hatten, kamen keine weiteren Angaben hinzu.

Ganz vereinzelt finden sich dann noch die Namen von Apothekern in den Zinsbüchern von „Unser Frauen", im Ulmischen Schuld- und Gelübdbuch und in den alten Repertorien.

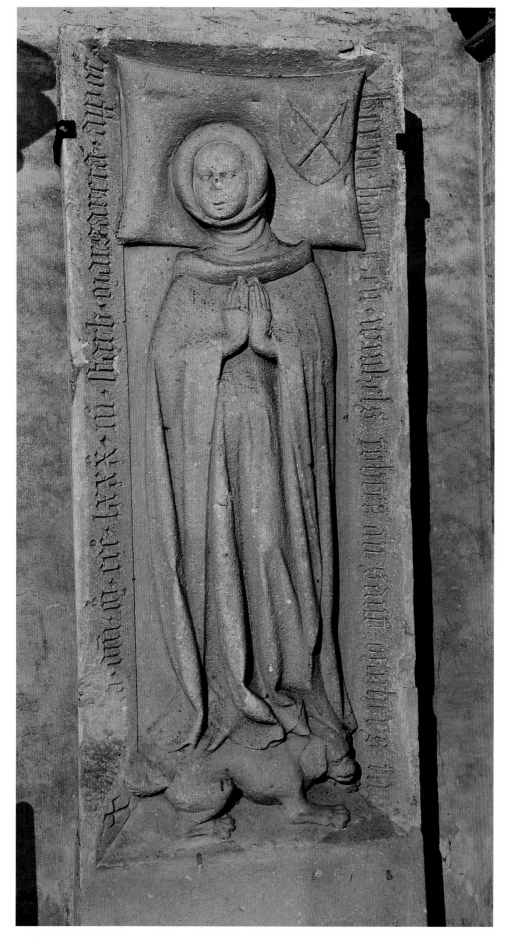

Abb. 14
Grabplatte im Chor des Ulmer
Münsters mit dem Relief von
„Margareta, der Appothekerin"
aus dem Jahr 1383

Fassen wir zusammen:

Nur an drei Stellen tauchen in Quellen des 14. Jahrhunderts Ulmer Apotheker auf:

1) Karl Friedrich Jäger führt in seinem 1831 veröffentlichten Geschichtswerk „Ulms Verfassungs-, bürgerliches und commercielles Leben im Mittelalter" an, dass bei der Verhandlung zwischen der Äbtissin Kunigunde von Söflingen und dem Ulmer Rat im Jahre 1327 ein **Herr Hans, der Apotheker**, zugegen war.[8]

2) Das Urkundenbuch der Stadt Ulm erwähnt am 23. August 1364: „Es kommt in der Urkunde noch vor **Engelhard und Burkard, die Apentegker**…"[9]

3) Im Chor des Ulmer Münsters befindet sich eine 2.40 Meter mal 0,87 Meter große Grabplatte mit dem Relief einer weiblichen, 1.50 Meter großen Figur. Um den Stein herum läuft eine Inschrift: „[Anno D]oni 1383 starb **Margareta Apothekerin** hainczen winkels tochter an Sant matherstag." (Notiz von C.A. Kornbeck)[10]

Wer waren diese frühen Apotheker, etwa diese Margareta, die „Appothekerin"? Fast nichts ist über sie zu erfahren. Ihr Nachname ist nicht bekannt, ebenso wenig der ihres Mannes. Sie wurde in der Umgangssprache eben, nach dessen Beruf, „die Apothekerin" genannt. Frauen konnten in dieser Zeit keine Apothekerinnen sein. Dass sie die Tochter des Heinz Winkel war, darüber gibt das Grabmal Auskunft. Weshalb sich das Ehingersche Wappen darauf befindet, lässt sich bis heute nicht erklären.

Noch mehr im Dunkel liegt der **Apotheker Hans**[11], einzig erwähnt in der Verhandlung mit der Äbtissin Kunigunde von Söflingen.

Burkard, der Apotheker, wiederum wird lediglich zusammen mit dem Apotheker Engelhard in dem Urkundenregest aus dem Jahr 1364 erwähnt, dem eine handschriftliche Notiz des Prälaten von Schmid zugrunde liegt.

Dagegen gibt es von **Engelhard** mehr Notizen. Albrecht Schäfer hat im Rahmen seiner Dissertation einiges über ihn in Erfahrung bringen können:

„Der St. Sigismundaltar (in Rottweil) scheint 1387 neu dotiert worden zu sein. Meister Engelhard Apentegker von Ulm stiftete zur Abhaltung einer Heiligen Messe Güter und ein Haus und behielt sich und seinen Freunden das Patronatsrecht vor. Wenn das Benefizium keinen eigenen Priester mehr tragen würde, so sollten die Einkünfte an die Pfarrkirche kommen (…)."[12]

Engelhard übte seinen Beruf als Apotheker folglich in Ulm aus. Er hatte einen Neffen, Hans, der wohl in Rottweil eine Apotheke führte. Noch im Jahr 1384 wird Heinrich, ein weiterer Neffe, als Rottweiler Apotheker erwähnt.[13]

Weitere Hinweise erbringt ein Jahrtagskalender von Heiligkreuz, der eine Stiftung des Apothekers Engelhard im Jahr 1364 für den Erhardsaltar im Spital festhält, ein ‚anniversarium magistri Engelhard; Appothengarii de Ulma'.[14] Auf Folio 55b steht ein Vermerk einer Stiftung des **Apothekers Engelhard von Ulm aus dem Jahr 1364** für den Erhardsaltar im

Abb. 15
Liste der Ulmer Apotheker
mit Quellenangaben

Jahr	Name	Quelle
1441	Marx Apotheker	Steuerbuch-Auszüge
1443	Marx Hoelger Apotheker	" "
1445	Hanse jetzo Apotheker	Bürgerbuch
1453	Hans Manz	Akten XI,19,2
1455	Pfiffer Apotheker	Steuerbuch-Auszüge
1457	Philipp Kettner	Akten XI, 19, 2 und Repertorium über das alte Archiv
1460	Pfiffer Apotheker	Steuerbuch-Auszüge
1469	Pfiffer Apotheker sitzt anderswo	" "
1469	Walther Kettner Apotheker	Urkunde vom 29.7.1469
1484	Walter Kettner	Repertorium und RE S.61
1485	Johannes Apotheker und Balthasar Apotheker	Visitationsprotokoll in den Akten XI, 19, 2
1491	Johannes Apotheker	Schuldbuch A/6 S.212
1492	Sebastian Apotheker	" A/6 S.357
1495	Johannes Hübler Appentegker	Gelübdbuch A/7 S.136 b
1499	Klement Apotheker und Happenteckern	Steuerbuch
1505	Dr.Martin Kettner	Ratsprotokoll Abschrift
1506	Galle Apotheker	Ratsprotokoll Bd.4 S.377
1514	Hans Hübler Apothek.	Zinsbuch A/181 S.50
1514	Hans Apotheker und Gall Apotheker	Steuerbuch-Auszüge
1514	Gall Apotheker	Zinsbuch A/181 S.65
1517	Apotheker in der Langen Gass	Zinsbuch A/181

29

Spital an neunter Stelle auf Seite 72, ein ‚anniversarium magistri Engelhard; Appothengarii de Ulma'."[15] Damit ist nachgewiesen, dass dieser zumindest seit 1364 in der Stadt tätig war. Von Helmut Jattkowski wurde ebenso der Familienname der Rottweiler Apotheker festgestellt: „Engelli"[16]. Er beruft sich auf eine Urkunde von 1406, ausgestellt in Innsbruck, worin Herzog Leopold von Österreich *denen von Ulm – um der getreuen Dienste seines Leibarztes Jakob Engelli von Ulm willen – für weitere sechs Jahre Sicherheit und Geleit für ihre eigene Kaufmannschaft in allen seinen Landen"* gibt.[17]

Dieser Dr. med. Jakob Engelli war ein Sohn des Ulmer Apothekers Engelhard [Engelli], der somit aus Rottweil stammte. Den Beweis hierfür liefert ein Eintrag in der Matrikel der Universität Wien. Dort wurde im Jahre 1391 „Jakobus Apothekarii de Ulma, mag. In art. Et lic. In medicinae" eingetragen.[18]

Apotheker Engelhard Engelli stand, als er 1387 in Rottweil Güter für eine Heilige Messe stiftete, vermutlich schon in höherem Alter. Daher liegt die Vermutung nahe, dass die im Jahre 1383 verstorbene Margareta seine Ehefrau gewesen ist.

Apotheker Engelhard Engellis Vorgänger sind wie seine Nachfolger nicht bekannt.

Über eine längere Spanne liegen nun keine Quellen mehr mit Nachrichten über Ulmer Apotheker vor. Erst im Zinsbuch von 1438[19] ist wieder ein Apotheker aufgeführt. Sein Name ist nicht näher genannt, doch ist die Lage der Apotheke genauer bestimmt. Im Eintrag heißt es: **„Apotheker vor den Barfussen"**. Nach bisherigem Forschungsstand kann angenommen werden, dass es sich bei dieser um die zweite Apotheke in der Stadt gehandelt hat.

Die Barfüßer-Mönche hatten ihren Sitz auf dem heutigen Münsterplatz. Dort stand das „Kirchle", angebaut daran war ihr kleines Klostergebäude, das später zum Gymnasium umfunktioniert wurde, noch später als das „alte" bezeichnet. Nach der Einführung der Reformation hatte das Kloster seinen Besitz an die Stadt abtreten müssen. Die Stadt bestimmte das Kirchle zu einem Lagerhaus und das Kloster zur lateinischen Schule. Im Jahre 1860 wurden Kirchle und Gymnasium im Zuge der städtebaulichen Ideologie der „Domfreiheit" abgebrochen.

Der in dem Zinsbuch erwähnte Apotheker hatte seine Apotheke am Münsterplatz, und zwar auf der Südseite.

Eine Anzahl von Apothekernamen aus dem 15. und 16. Jahrhundert ist dann aufgeführt in Auszügen der um 1870 größtenteils vernichteten Ulmer Steuerbücher. Karl Schwaiger hat aus den vorhandenen Quellen (Steuerbuch, Bürgerbuch, Gelübdbuch, Zinsbuch, Schuldbuch, Ratsprotokollen sowie im Stadtarchiv aufbewahrten Urkunden und Repetorien) diese Liste zusammengestellt[20] – siehe Abbildung 14.

Das 15. Jahrhundert

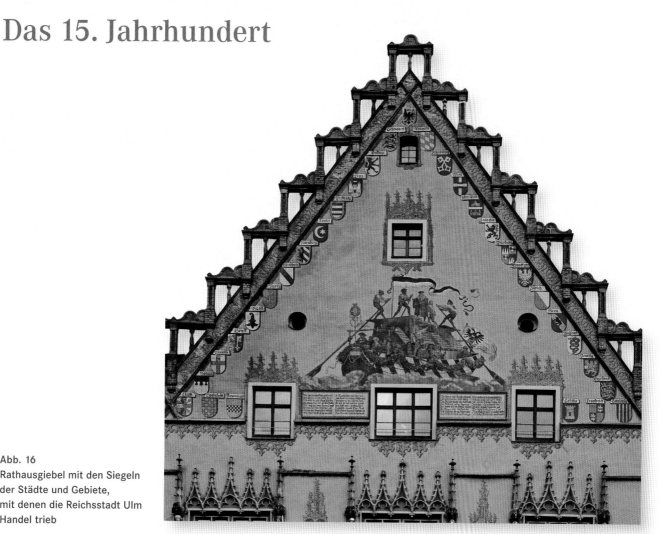

Abb. 16
Rathausgiebel mit den Siegeln
der Städte und Gebiete,
mit denen die Reichsstadt Ulm
Handel trieb

Ulm – eine reiche Handelsstadt

Das 15. Jahrhundert bringt für Ulm den Höhepunkt seiner reichsstädtischen Macht
und seines Reichtums. Ulmer Barchent – ein Mischgewebe aus Leinen und Baumwolle –
lernten die Ulmer im 14. Jahrhundert in Mailand kennen.

Innovationsfreudig stiegen sie von Leinwand, mit der sie bis dahin ihre Geschäfte machten, auf das neue Produkt um. Der Ulmer Barchent, durch strenge Kontrollen geprüft
und wegen seiner hohen Qualität besonders geschätzt, wurde in den europäischen Wirt-
schaftszentren mit großem Erfolg gehandelt. Daneben ist die Reichsstadt ein bedeutender
Umschlagplatz für Eisen, Wein und Holz. Der Wohlstand drückt sich auch im Besitz der
Stadt aus. Ulm gehören neben den drei Städten Geislingen, Albeck und Leipheim insgesamt 55 Dörfer – keine andere Reichsstadt außer Nürnberg hatte jemals ein solch großes
Stadtgebiet.
Ulm, wirtschaftlich stark und geistlich offen, bot die besten Voraussetzungen für ein
reges kulturelles Leben. Zu den führenden Künstlern der Zeit gehörte Jörg Syrlin d. Ä.
(1449 – 1491), der in den Jahren nach 1468 in Zusammenarbeit mit anderen hervorragenden Bildschnitzern die großartige Chorausstattung im Münster schuf.

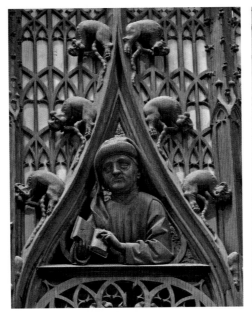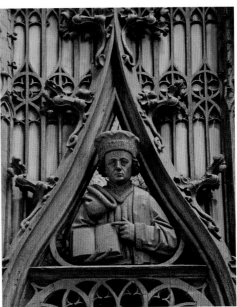

Mit diesen künstlerischen Leistungen korrespondierte ein lebendiges geistiges Leben in der Stadt, das vom Humanismus geprägt war. Ein bedeutender Vertreter des Humanismus war der Stadtarzt **Heinrich Steinhövel**. Er übersetzte u. a. Werke von Apollonius, Petrarca und tat sich besonders als Übersetzer der Werke von Boccaccio hervor. Sein Pestbüchlein ist als Kompilation von Kenntnissen aus zahlreichen Quellen anzusehen. Die wichtigste ist Ortolf von Baierland.

Medizingeschichte der frühen Renaissance

Mit der Renaissance, der Wiedergeburt der Antike in den Künsten und in den Wissenschaften, beginnt eine neue Geschichtsepoche, die Neuzeit. Langsame Veränderungen waren bereits im Leben des späten Mittelalters aufgetreten. Seit dem 15. Jahrhundert beschleunigten sie sich und zeigten bald explosiven Charakter. Die Zeit war jedoch voller Widersprüche. Die Renaissance war nicht nur das Zeitalter glänzenden künstlerischen Schaffens und die Wiege der modernen Medizin. Sie war auch das Zeitalter extremen Schmutzes in den Städten und unter den Menschen, der weiten Verbreitung von Krankheiten und des intensiven Aberglaubens. Wie in allen anderen Wissenschaften begann sich auch auf dem Gebiet der Medizin und der Therapie in der Folge ein Ideensystem das andere abzulösen. Viele dieser Ideen gewannen Bedeutung und übten auch auf die Materia Medica, und damit die Pharmazie, einen gewichtigen Einfluss aus.

Erste Zeugnisse einer Apothekengesetzgebung sind schon ab dem 14. Jahrhundert nachweisbar. So heißt es im **„Nürnberger Apothekereid"** (1338 / 1360) in heutiges Deutsch übertragen: *„Es soll ein jeder Apotheker schwören, dass er Armen und Reichen, ohne sie zu gefährden (…) in jedem Fall das anfertigen will, was man ihm mündlich befohlen oder aufgeschrieben hat (…). Groß für seine Arbeit möge er solches Entgelt nehmen, dass er nach seinem Gewissen (…) bescheidene Kost, Nahrung und Arbeit hat."*

Die Datierung der ersten Ulmer Apothekerordnung ist ungeklärt. Aus einem Schriftwechsel zwischen Nürnberg und Ulm im Jahr 1463 erfährt man, dass bei Aufstellung der ersten

Theriak

gehörte zu den berühmtesten Arzneimitteln der Vergangenheit, die Rezepte stammten aus der Antike (z.B. Galen, Andromachus). Sie sahen 50–100 Bestandteile vor, darunter Opium und Schlangenfleisch, alles zu einer Paste (Latwerge) verarbeitet, die in Apotheken oder ambulant durch sogenannte Theriakskrämer vertrieben wurde. Der berühmteste Herstellungsort war Venedig. Die Produktion erfolgte oft unter behördlicher Aufsicht, manchmal öffentlich.

Verwendet wurde Theriak gegen jede Art von Krankheiten (auch die Pest) und gegen Vergiftungen – meist innerlich. Noch im 19. Jahrhundert war Theriak in den Arzneibüchern enthalten, allerdings stark vereinfacht (opiumhaltig, enthielt aber kein Schlangenfleisch mehr).

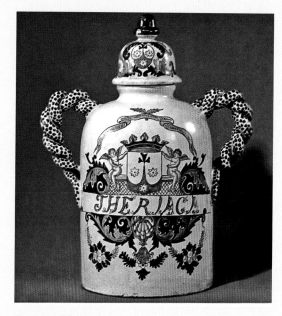

Theriakgefäß mit gedrehten Schlangenhenkeln, 18. Jh.

Ulmer Apothekerordnung mit Eid eine Nürnberger Apothekerordnung mit Eid vorgelegen hat. Der Vergleich zeigt aber auch, dass Ulm bei der Abfassung weiter ging, denn Ulm fügte noch weitere Absätze und Abschnitte ein. Die Ordnung dürfte zwischen 1463 und 1480 von Bürgermeister und Rat der Stadt in Kraft gesetzt worden sein.

In den Jahren vor 1463 hatte Ulm noch eine andere Eidformel für seine neu bestallten Apotheker gebraucht. Der Wortlaut dieses Eides dürfte unter anderem für Hans Manz um 1453 gebraucht worden sein. Für die Bestallung des Apothekers Philipp Kettner am 19. Oktober 1457 kam gleichfalls diese Eidformel zur Anwendung.

Die Reichsstadt begnügte sich jedoch nicht allein mit einer Apothekenordnung und einem Eid, sondern erließ auch eine Apothekertaxe. Die Ulmer Apothekerordnung behielt etwa bis 1513/17 ihre Gültigkeit. In dem um 1530 begonnenen Ulmer Eid- und Ordnungsbuch A findet man eine erweiterte Ordnung mit 14 Absätzen. Diese dürfte zwischen 1515 und 1520 erstellt worden sein. Gültigkeit behielt diese Ordnung viele Jahrzehnte.

Abb. 18
Apothekereid aus
dem Jahr 1667

Ulmer Apotheker im 15. und frühen 16. Jahrhundert

1441	**Marx** Apotheker
1443	**Marx Holger**
1445	**Hanse**, „jetzo Apotheker"
1453	**Hans Manz**; Apotheke in der Langen Gass
1455	**Pfiffer**, Apotheker; kein Nachweis, auf welcher Apotheke
1457	**Philipp Kettner;** vermutlich bei den Barfüßern
1469	**Pfiffer** (wohl Philipp) Apotheker; kein Nachweis, auf welcher Apotheke
1469	**Walther Kettner**; Apotheker bei den Barfüßen
1484	**Walter Kettner**; s.o.
1485	**Johannes** [Hübler], Apotheker und Balthasar Apotheker
1492	**Sebastian** Apotheker [vermutl. Hüblers Gehilfe]
1495	**Johannes Hübler** Appentegker; Apotheke an der Langen Gass
1498	**Kaspar Kettner**; Apotheker bei den Barfüßern
1499	**Klement** Apotheker
1505	**Dr. Martin Kettner**; Apotheker bei den Barfüßern
1506	**Galle** [= Gall Benßlin]; Apotheker bei den Barfüßern
1514	**Hans Hübler,** Apotheker
1514	**Hans** Apotheker und **Gall** Apotheker

Die eine der beiden ursprünglich noch namenlosen Alt-Apotheken tritt, wie bereits ausgeführt, als die „Apotheke bei den Barfüssern" in die Überlieferung ein. Der Name der anderen wurde ab ca. 1453 von der „Gasse der Langen" („Lange Gasse") abgeleitet (siehe Seite 26). Mit Hilfe des Salbuchs der Barfüßermönche aus dem Jahr 1483 können wenigstens einige der Apotheker den beiden Alt-Apotheken zugeordnet werden. Hieraus geht hervor, dass Apotheker Walter Kettner Besitzer der Apotheke bei den Barfüßern war. Sein Vorgänger war vermutlich sein Bruder Philipp Kettner.

Wenn die Brüder Kettner die Apotheke bei den Barfüssern innehatten, muss **Hans Manz**, der 1453, vier Jahre vor Philipp Kettner, zum Apotheker angenommen wurde, die Apotheke in der Langen Gasse zum Eigentum gehabt haben. Manz ist somit der erste greifbare Besitzer der Apotheke in der Langen Gass[e]. Er führte sie ab seiner Bestallung 1453 bis etwa 1480. Von ihm ist noch die Bestallungsurkunde erhalten.[21] Manz stammte aus Rottenburg am Neckar. Seine Berufung nach Ulm erfolgt auf Empfehlung der Stadtärzte Hans Wurcker und Heinrich Steinhövel, der sich, humanistisch gebildet, als Übersetzer und als Förderer der Buchdruckerkunst einen Namen gemacht und sich 1450 in Ulm niedergelassen hatte. Dass es bei einer oft angenommenen, vermutlich aber zu hoch angesetzten Einwohnerzahl von 20.000 lediglich zwei „verbeamtete" Ärzte gegeben haben soll, verwun-

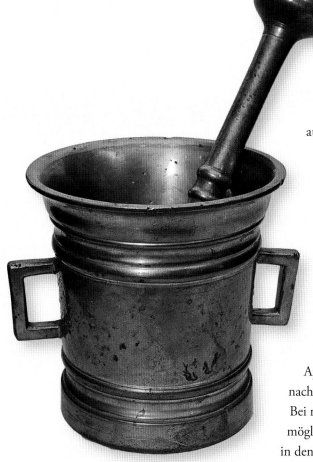

auf den ersten Blick, doch waren damals auch noch andere Berufe mit Heilkunde befasst.

Als Nachfolger von Hans Manz ist der 1554 verstorbene Apotheker Johannes Hübler anzunehmen. Laut Visitationsprotokoll war Ende des 15. Jahrhunderts ein **Johannes Hübler** auf der Apotheke in der „Langen Gass" gewesen, wahrscheinlich dessen Vater, da ersterer die Apotheke kaum 70 Jahre verwaltet haben dürfte. Ein Sebastian ist fürs Jahr 1492 erwähnt, wahrscheinlich ein Gehilfe.[22] Um Vater und Sohn hat es sich ebenso bei den Nachfolgern Hüblers gehandelt, den Löschenbrands.

Apotheker Gall [Benßlin] wiederum war Apotheker bei den Barfüssern. Dies ergibt sich daraus, dass Benßlins Witwe den Apotheker Adrian Marsilius Köck heiratete, der diese Apotheke nachweislich besaß.[23]

Bei nachfolgenden Apothekern ist wiederum keine Zuordnung möglich. Der Apotheker Pfiffer [=Philipp] erscheint mit beiden Namen in den Steuerbüchern. Im Jahr 1469 ist vermerkt: „Pfiffer anderswo sitzend" – er war also von Ulm weggezogen.[24]

Der Apotheker **Philipp Kettner** war am 19. Oktober 1457 zum Apotheker in Ulm angenommen worden.[25] Seine Bestallungsurkunde ist noch vorhanden. Er hatte einen Bruder namens Walter. Genannt wird in den Annalen noch ein **Kaspar Kettner**, der um das Jahr 1498 Apotheker in Ulm gewesen sein soll. Um das Jahr 1498 muss auch noch ein Arzt namens Johann Kettner in Ulm gewesen sein. Dieser soll im Jahr 1457 vom Grafen von Württemberg für acht Jahre zu einem „inwendigen" Arzt angenommen worden sein. Apotheker **Walter Kettner**[26] tritt mit einer am 29. Juli 1469 ausgestellten Urkunde ins Licht der Geschichte. Er muss sich eines weitreichenden Rufes nicht nur als guter Apotheker, sondern auch als Heilkundiger erfreut haben. Das ist daraus zu schließen, dass er von hohen Herren außerhalb Ulms zum Kurieren ausgebeten wurde. Im Jahr 1482 wurde er vom Pfalzgrafen bei Rhein und den Markgrafen Albrecht von Baden beim Rat der Stadt Ulm angefragt, um den mit schwerer „Kraft" behafteten Johann von Werdnau, Konventherrn zu Kempten und Pfarrer zu Erbach, zu kurieren. Der Ulmer Rat aber wies die Bitte mit Hinweis auf die für Ärzte und Apotheker geltende Dienstordnung ab.

Schließlich ist im Ratsprotokoll um das Jahr 1505 noch ein **Dr. Martin Kettner** genannt. Der Chronist Weyermann schreibt, dass die Familie Kettner aus Landshut an der Isar stammt, woraus sie von Herzog Heinrich dem Reichen im Jahr 1408 vertrieben worden sei.

Das 16. Jahrhundert

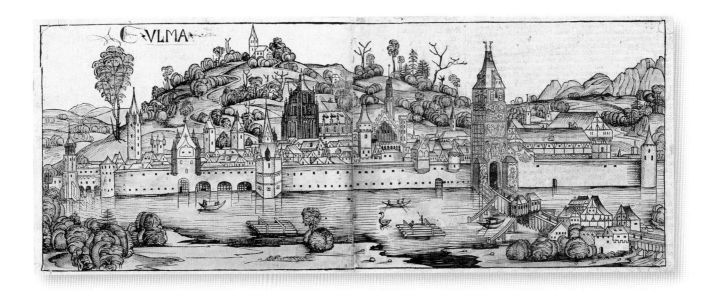

Ulm wird erstmals Wissenschaftsstadt

Im 16. Jahrhundert wirkte in Ulm der Stadtarzt **Johannes Scultetus** (1595 – 1645) Er war der erste akademisch gebildete Chirurg Deutschlands und schrieb das erste neuzeitliche Lehrbuch der Chirurgie. Auch **Johann Faulhaber** (1580 – 1635), Mathematiker, Festungsbaumeister und Ingenieur, lebte und wirkte in dieser Zeit in Ulm. Er wurde seiner besonderen mathematischen Leistungen wegen als der „deutsche Archimedes" gepriesen.[27]

Die reichspolitischen Vorgänge im 16. Jahrhundert, vor allem im Zuge der Reichsreform (u. a. Reichkreise, Reichstage) und die Reformation, blieben nicht ohne Folgen für die Geschichte der Stadt und veränderten nachhaltig das reichsstädtische Gemeinwesen. Das Gebiet des 1500 gegründeten Schwäbischen Reichskreises umfasste in etwa das heutige Baden-Württemberg und reichte im Osten bis zum Lech. Rund 100 reichsunmittelbare Mitglieder gehörten dem Kreis an, darunter 31 Reichsstädte. Unter ihnen kam Ulm eine führende Position zu.

Ulm gehörte zum Bistum Konstanz. Rund 35 Kirchen und Kapellen zählte das vorreformatorische Ulm.

Im Jahre 1530 entschied sich die Ulmer Bürgerschaft in namentlicher Abstimmung mit großer Mehrheit für den Übertritt zum **Protestantismus**. 1546 sah sich die evangelische Stadt gezwungen, sich im Schmalkaldischen Krieg dem katholischen Kaiser zu unterwerfen. Die finanzielle Belastung des Krieges war für die Stadt enorm. Ulm musste für die Finanzierung der Kriegskosten 257.000 Gulden aufbringen. Auf der anderen Seite aber füllten kaum noch Einnahmen die leere Stadtkasse, der Handel kam zum Erliegen und 35 der 55 Ulmer Dörfer waren entweder geplündert oder niedergebrannt.

Abb. 20
Ulm von Süden, Ansicht in
der Schedel'schen Weltchronik
von 1493

Zwar konnte Ulm einen Sonderfrieden erreichen und so den totalen Zusammenbruch vermeiden, doch der Frieden hatte seinen Preis. Die Reichsstadt musste eine Kriegsentschädigung in Höhe von 100.000 Gulden entrichten. Obendrein hob Kaiser Karl V im Jahr 1548 den Großen Schwörbrief auf, verbot die Zünfte und setzte einen Rat mit patrizischer Mehrheit ein. Zehn Jahre später wurden die Zünfte zwar wieder zugelassen, die Mehrheit der Patrizier in der Stadtregierung aber blieb unangetastet.

Der wirtschaftliche Niedergang begann. Die Entdeckung Amerikas und des Seewegs nach Indien brachte wesentliche Veränderungen der europäischen Handelswege und Märkte.

Medizingeschichte und ihre Fortschritte

Auf keinem Gebiet der Medizin sind die Veränderungen, die während der Renaissance hervorgebracht wurden, so deutlich fassbar wie auf dem der Anatomie. Die Rückbesinnung auf die Antike gab den Gelehrten Gelegenheit, ihre mangelhaften Übersetzungen aus dem Arabischen mit den griechischen Originalquellen zu vergleichen. Soweit solch philologische Forschung überkommene Ansichten erschütterte, hatte sie einen progressiven Einfluss auf die Entwicklung der Medizin. Andererseits blieb die drückende Autorität Galens bestehen.

Dies änderte sich erst durch die Sektionspraxis und das darauf beruhende Werk des bedeutendsten Anatomen des 16. Jahrhunderts, des Andreas Vesalius (1514 – 1564). Ihm verdanken wir das erste an den tatsächlichen Situsbefunden[28] orientierte anatomische Werk der Neuzeit. Obgleich er der Anatomie neues Leben gab und wesentlich zur Entwicklung der Medizin beitrug, hing er noch Galens Humoraltheorie[29] an. Der entscheidende Vorstoß gegen die galenische Tradition konnte daher nicht von ihm kommen. Er kam von einem Mann, der die Humoraltheorie selbst angriff, von **Philippus Aureolus Theophrastus Bombastus von Hohenheim** oder, wie er sich selbst nannte, **Paracelsus** (1493 – 1541).

Was aber will er den alten Autoritäten entgegensetzen? Erfahrung, experientia[30] und eigene Mühewaltung, Laborergebnisse sollen die Grundlage für die neue Lehre in der Medizin sein. Beweiskräfte dieser Lehre sind nicht mehr die Schriften der Alten, sondern experientia, experimenta und ratio, also Erfahrung, dem Volke „aufs Maul schauen", das Erproben und die Vernunft. Auf solcher Basis will er seine Lehre entwickeln, sein eigener Herr und keinem hörig sein, seine Bücher in deutscher Sprache schreiben.

Der antiken Elementen- und Qualitätenlehre hält er sein „tria prima" (die vorzügliche Dosis) sulphur (Schwefel / feuriges Prinzip), Sal (Salz / steiniges Prinzip), Merkurius (Quecksilber / flüchtiges Prinzip) entgegen, der Humoralpathologie seine ontologische[31] Pathogenie[32] der tartarischen[33] (Stoffwechsel-) Krankheiten.

Die Pharmazie erfuhr **von Paracelsus** eine Bereicherung nicht nur durch die Einführung einer nicht unbeträchtlichen Zahl von Chemikalien zum inneren Gebrauch, sondern auch durch sein Trachten, die wirklich wirksame Substanz aus der mehr oder minder trägen

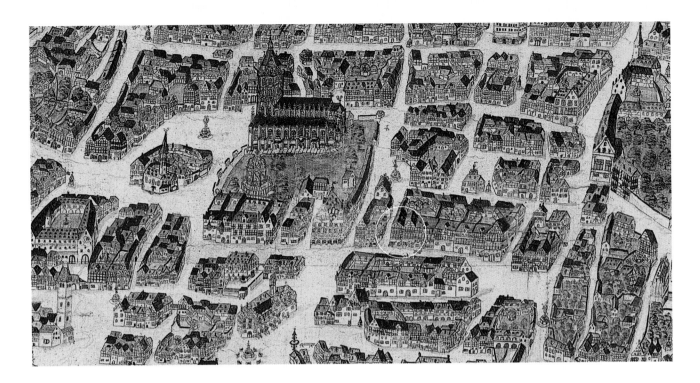

Masse zu extrahieren, in der sie seiner Ansicht nach verborgen war. Es war diese Idee, die Paracelsus dazu brachte, alkoholische Tinkturen und Extrakte, Essenzen und als Idee des essentiellen am besten verkörpernde Produkte, die sogenannten Quintessenzen, zu bereiten. Gemäß den Anschauungen des Paracelsus wurden sowohl Tinkturen als auch Extrakte zunächst als chemische oder – um eine mehr aussagende frühe Bezeichnung zu gebrauchen – spagyrische[34] Produkte angesehen, abgeleitet von den griechischen Worten spao (trennen) und ageiro (vereinen).

Die Idee, dass es für jede Krankheit ein besonderes Heilmittel gebe bzw. ein solches bereitet werden könnte, bestimmte die Therapie des Paracelsus. Alle Chemikalien, die er empfahl, alle seine unter Geheimhaltung ihrer Zusammensetzung zur Anwendung gebrachten Arcana[35] (Lat. arcanum), waren als spezifisch wirksam angesehen. Eines dieser ihm zugeschriebenen Präparate, durch Umsetzung von Kaliumcarbonat mit Ferrosulfat erhaltenen Kaliumsulfat, wurde z. B. später durch den Schüler des Paracelsus Oswald Croll (1560 – 1609) „Specificum purgans Paracelsi" genannt.[36]

Unter diesem Gesichtswinkel wird die oft belächelte und nie richtig erklärte Stellungnahme des Paracelsus zu Gunsten der alten **Signaturenlehre** – die durch ihn eine Belebung erfuhr – leichter verständlich. Unter dieser Lehre wird die Möglichkeit verstanden, aus der Signatur, d.h. aus dem Geruch, dem Geschmack, der Form usw. einer Substanz ihren arzneilichen Verwendungszweck zu erkennen.

Es ist von Interesse, dass die immer noch gebrauchte Bezeichnung Galenika zu Zeiten des Paracelsus geschaffen wurde, um durch einfaches Mischen (oder, im Besonderen bei der Salbenbereitung, durch Zusammenschmelzen) verschiedener Einzelsubstanzen erhaltene Produkte von dem durch chemische oder spagyrische Prozesse erhaltenen Präparate zu unterscheiden. Man war der Ansicht, dass im ersten Falle die einzelnen Ingredienzien ihre individuelle Wirkung behielten, während im letzteren Falle aus den Rohprodukten durch die ihnen zuteil gewordene Behandlung etwas völlig neues entstand.

Wie bereits erwähnt, wurde die Herstellung von Tinkturen, Essenzen und Extrakten durch Destillation, Mazeration oder Eindampfen auf dem Wasserbad bzw. Veraschung und anschließender Auslaugung für lange Zeit als ein chemischer Prozess im obigen Sinne betrachtet. Es ist eine Ironie der Geschichte, dass später, als diese Feststellung als irrig erkannt wurde, man diese Bereitungen des Paracelsus (seine Tinkturen, Essenzen und Extrakte) unter den Galenika aufführte.

Unter dem Einfluss des Humanismus entwickelte sich auch die Pflanzenkunde in enger Verbindung mit der Medizin und Pharmazie zu einer eigenständigen, neuzeitlichen Wissenschaft. Als erstes umfangreiches **Kräuterbuch**, richtungsweisend in seiner anschaulichen und exakten Illustrierung, erschien 1530 das „Herbarium vivae eicones" des Arztes Otho Brunfels (1488 – 1534). Ihm folgte schon wenig später das New Kreütterbuch von Hieronimus Bock (1498 – 1554) und die „De historia stirpium commentarii" (1542) von Leonhard Fuchs (1501 – 1566).

Weiter ist zu erwähnen das Destillierbuch des Chirurgen Hieronimus Brunschwygk (1430 – 1512).

Sowohl Destillier- als auch Kräuterbücher enthielten oft viel mehr als ihren Titeln zu entnehmen ist. In diesen Werken sind nicht nur Kräuter, sondern auch Tiere und Mineralien sowie deren mutmaßliche Heileffekte beschrieben.

Im 16. Jahrhundert begannen auch die ersten Bücher deutscher Autoren zu erscheinen, die das ganze Gebiet der Pharmazie umfassten. 1533 veröffentlichte der Basler Arzt J. J. Wecker (1628 – 1586) sein Antidotarium[37] Generale, das bis 1647 neun lateinische und zwei französische Auflagen erlebte. Das Buch enthält eine umfangreiche Rezeptzusammenstellung, klare Anleitungen zur Anfertigung ärztlicher Verordnungen und Richtlinien für die Herstellung von galenischen und chemischen Produkten jener Zeit.

Agathe Streicher – Deutschlands erste Ärztin[*]
(1520 – 1581)

Eine medizinhistorisch interessante Persönlichkeit der Reformationszeit ist Agathe Streicher, die einzige Frau, die als niedergelassene Ärztin im reichsstädtischen Ulm praktizierte. Ihr profundes medizinisches Wissen erlangte sie - in Ermangelung eines Universitätsstudiums - vermutlich von ihrem Bruder Hans Augustin Streicher, der Arzt in Geislingen war, aber wohl auch in Ulm praktizierte, und mit dem sie viel zusammen arbeitete. 1561 leistete sie den Eid auf die Ulmer Medizinalordnung. Agathe Streichers Heilerfolge, vor allem gegen Stein-

leiden, waren weit über die Grenzen der Stadt hinaus bekannt. Unter anderem wurde sie von hochstehenden Persönlichkeiten wie der Prinzessin von Hohenzollern oder dem Bischof von Speyer in Ulm konsultiert. 1576 wurde sie sogar an das Krankenbett Kaiser Maximilians II. nach Regensburg gerufen, dessen Tod sie allerdings nicht mehr verhindern konnte.

[*] Medizinhistorischer Streifzug durch Ulm, Winckelmann, Schulthess, Kressing, Litz S.52

Die Apotheker in der Langen Gass' im 16. Jahrhundert

ab etwa 1480	**Johannes Hübler**
ab etwa 1515	**Johannes Hübler jun.**
ab 1553	**Gaudenz Löschenbrand**
ab 1587	**Jörg Löschenbrand**
ab 1591	**Michael Zimmermann**
ab 1593	**Wolf Rüeber**

Ab 1500 wird die Quellenlage besser; von nun an geben die Ratsprotokolle Auskunft über die in Ulm tätigen Apotheker und auch auf welchem Haus sie saßen. Zwischen 1565 und 1574 kam dann eine weitere Apotheke hinzu[38] (siehe Seite 42):

Vater und Sohn Hübler

Der Name Hübler [oder Heibler] ist im Zeitraum von 1480 bis 1553 in den Protokollen fünf Mal zu finden. Aus dem langen Zeitraum von 70 Jahren ist die Schlussfolgerung zu ziehen, dass es sich um Vater und Sohn gehandelt haben muss. Die Nachweise konnte Karl Schwaiger erbringen:

- Das Revisionsprotokoll, das von den 3 „Doctores" Johann Münsinger, Johann Stocker und Otto Rott unterzeichnet ist.
- Im Jahr 1546 kommt der Name unter den „Überkommenen" in der Liste vor, die anlässlich der Musterung der gesamten Bürgerschaft angelegt wurde.
- Zwischen dem Arzt Dr. Johann Kögel und dem Apotheker Hübler kam es zu einer Streitigkeit, die vor den Rat kam, aber gütlich geschlichtet wurde.
- In einer Urkunde vom 4. Januar 1563 tritt Hübler als Mitsiegler auf. Er hatte dem Michel Wirt eine Entschädigung von 600 Gulden für sein im Markgräflerkrieg im Jahre 1552 abgebranntes Wirtshaus, das auf der Insel gestanden hatte, zugebilligt.

Um die Jahreswende 1553/54 ist Hübler-Sohn gestorben. Im Ratsprotokoll heißt es:
„Weiland Apothekers Hüblers sel. Witwe soll zugelassen sein, ihr Leben lang allhier zu wohnen. Jedoch soll sie sich ihrer alljährlichen Steuer halb mit den Stadtrechnern vertragen, aber sie soll von denselben um ihres Hauswirts gemeiner Stadt gegen Arme und Reiche erzeigten Wohl- und Guttaten leidenlicher maßen gehalten werden." [39]

Diese Zeilen sind ein ehrendes Zeugnis für das Leben und Wirken dieses „Apothekers an der Langen Gaß".

Gaudenz Löschenbrand

Auf Hübler folgte 1553 Gaudenz Löschenbrand, Sohn eines Kaufmanns, der anfangs noch als „Knecht" in die Dienste Hüblers getreten war. Den Hinweis gibt das Ratsprotokoll des Jahres 1543:

„*Gaudenz Löschenbrand jung, des Apothekers an der Langen Gass Knecht, kam in den Turm, weil er nachts zu ungewohnter Zeit ohne Licht angetroffen war. Er wurde aber gegen Bezahlung der Atzung und Entrichtung eins Guldens Strafgeld bald wieder aus der Haft entlassen.*"

Im Hinblick darauf, dass er Heublers Nachfolge antreten könnte, hat Löschenbrand das Haus zwischen dem von Apotheker Heubler und Wilhelm Ehinger erworben, in dem er dann wohnte. Die Übergabe der Apotheke erfolgte 1553. Im Jahr 1555 wird Löschenbrand schon als Besitzer der Apotheke genannt. Auf seine Bitte wurde er vom Wachdienst befreit. Außerdem erfährt man von ihm, dass er 1558 von der Stadt einen vor dem Neuen Tor gelegenen Garten des Wengen-Probsts gekauft hat. Aktenkundig wird eine Verfehlung seines Gesellen, der vor das Einungsamt gerufen wurde, wo sich dieser rechtfertigen musste. Das mit Strafe bedrohtes Vergehen („Frevel") bestand darin, dass er mit einem Kameraden während der Predigt spazieren gegangen war.

Löschenbrand muss im Laufe der Zeit zu einigem Wohlstand gekommen sein, da er in Bürge-Büchern oft als Bürge für Neubürger für deren steuerliche Verpflichtungen aufgeführt wird.

Jörg Löschenbrand

Sein Sohn Jörg war beim Tod des Vaters noch nicht volljährig, weshalb die Apotheke interimsweise von dem Gesellen Johann Vischer aus Pforzheim versehen wurde. Die Übernahme war an die Zusicherung gekoppelt, sich der Witwe anzunehmen und diese zu deren wirtschaftlicher Absicherung zu ehelichen. Eine solche Koppelung von privaten und geschäftlichen Belangen war zu dieser Zeit nichts Ungewöhnliches.

Als aber am 7. Juli 1590 Jörg Löschenbrand sich mit Ursula Baier verheiratete und die Apotheke übernahm, beschwerte sich der ausgebootete Vischer beim Rat über die Nichteinhaltung der gegebenen Versprechung. Der Rat verhandelte in der Sache am 5. November 1591 und empfahl eine gütliche Einigung mit Vischer, da dieser wegen dieser Angelegenheit andernorts, nämlich in Pforzheim, schon Schwierigkeiten bekommen habe.

Aber noch vor einer Entscheidung des Rats verstarb Jörg Löschenbrand am 24. April 1591.

Michael Zimmermann

Am 2. November 1591 heiratete Löschenbrands Witwe Ursula, geb. Baier, den Apotheker Michael Zimmermann, Sohn des Michael Zimmermann aus Dresden. Am 8. September 1591 bekam der Sachse das Ulmer Bürgerrecht. Die über ihn befragten Ärzte beurteilten seine Qualifikation überaus positiv. Auch er hatte sich in die Kaufmannszunft eingekauft. Es war ihm aber nur ein kurzes Leben beschieden. Zimmermann führte die Apotheke nur zwei Jahre und starb am 17. Februar 1593.[40]

Die Mohren-Apotheke

Die „Apotheke bei den Barfüßern" am Münsterplatz
ist ein Vorläufer der heutigen Mohren-Apotheke.*
Im Februar 1568 bewilligte der Rat der Stadt dem aus
Innsbruck stammenden David Regulus Villinger „den
Freysitz allhier. (...) und dass er auch eine Apotheke
halten mag."**
Über drei Generationen hinweg blieb die Apotheke im
Besitz der Familie Villinger. Nach Sohn Joseph führte
Johann Georg, der Medizin studiert hatte, mit seinem
Schwager, dem Arzt Johannes Scultetus, die Apotheke
mit Hilfe von Provisoren und Gehilfen weiter. Deren
Einschaltung war nötig gewesen, weil der Beruf von Arzt
und Apotheker streng getrennt war. Laut geltender Medi-
zinalverordnung konnte Villinger somit nicht gleichzeitig
in der Apotheke tätig sein.
1639 ging die Mohren-Apotheke an Jakob Cellarius aus
Lauingen über.

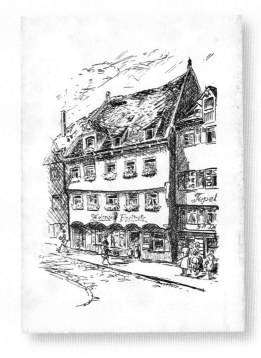

rechts oben
Mohren-Apotheke vor 1944 am südlichen Münsterplatz,
dem heutigen Standort der Apotheke

unten
Mohren-Apotheke im Leubehaus in den Räumen
der ehemaligen Apotheke zur Krone, Krongasse, von
1949 – 1958

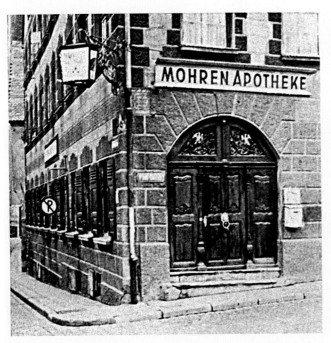

Der wohl bedeutendste Apotheker der Mohren-Apotheke
war im 19. Jahrhundert Carl Reichard (1783 – 1869). Aus
seiner Feder stammen zwei geschichtliche Abhandlun-
gen, die eine über die lokale Geschichte der Apotheken,
die andere über die Geschichte der Kriege und Bürger-
bewaffnung in Ulm. Ebenso hat er persönliche Erinnerun-
gen hinterlassen.
Seit 1873 ist die Familie Heiß Besitzer der Mohren-
Apotheke, wobei in drei Generationen jeweils die Witwen
die Apotheke nach dem Tod ihrer Männer weitergeführt
haben.

Am 17. Dezember 1944 wird die Mohren-Apotheke
ausgebombt und muss Notquartiere beziehen. Ab 1949
nutzt sie die Räume des „Leube-Hauses" in der Kronengasse, in dem sich früher die Apotheke zur Krone befun-
den hat. Da sich die Wiederaufbauplanung der Stadt für
den Münsterplatz lange hinzog, konnte die Mohren-Apotheke erst 1958 ihren Neubau an alter Stelle beziehen.
Nach Apotheker Martin Itschert übernimmt 2005 dessen
Tochter Barbara Itschert-Warth das Geschäft.

* Medizinhistorischer Streifzug durch Ulm, S. 43ff.
** Winckelmann, Schulthess, Kressing, Litz: Medizinhistorischer Streifzug
durch Ulm, S.44 ff., Ulm, 2011

Das 17. Jahrhundert

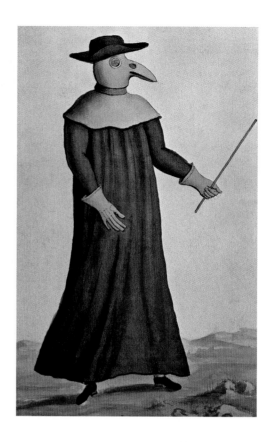

Abb. 22
Bekleidung der Pestärzte
während der Pestepidemie,
Marseille, 1790

Der 30jährige Krieg in Ulm

Ulm zehrte im 17. Jahrhundert noch vom Glanz reichsstädtischer Größe. Die Stadt blieb Mittelpunkt im Schwäbischen Reichskreis und ein attraktives kulturelles Zentrum. Die Stadt hatte die höchste Zahl an Einwohnern erreicht, die sie bis zum Ende der Reichsstadtzeit nie mehr einholen sollte: 21.000 Menschen lebten in Ulm. Zu den aufwändigsten Bauprojekten im 17. Jahrhundert gehörte die umfassende Modernisierung der Stadtbefestigung. Im Innern der Stadt errichtete der Rat mit der Dreifaltigkeitskirche (1616 / 21) den einzigen evangelischen Sakralbau in reichsstädtischer Zeit.

Als der Dreißigjährige Krieg (1618 – 1648) sich auf Oberschwaben auszudehnen begann, war die Reichsstadt Ulm an und für sich gut vorbereitet. Bedrohlich wurde es für die Stadt, die 1632 ein Schutzbündnis mit dem Schwedenkönig Gustav Adolf eingegangen war, nach dem Sieg der kaiserlichen Truppen 1634 bei Nördlingen über die Schweden. Ulm, das stark befestigt allen Belagerungen standhielt, war mit zeitweise bis zu 16.000 Flüchtlingen heillos überfüllt. 1634 / 35 brach die Pest aus, an der rund 5.000 Menschen starben.

Zu diesem Schlag kommt 1648 noch ein weiterer hinzu: Nachdem der Krieg im Laufe der Jahre die Stadtkasse bereits mit insgesamt 3,5 Mio. Gulden belastet hatte, muss die Stadt sich nach Ende des Dreißigjährigen Krieges an der vom Reich zu zahlenden Kriegsentschädigung mit 120.000 Gulden beteiligen. Trotz wirtschaftlicher Krisen und Kriegsbelastungen blühte das kulturelle und geistige Leben. Das Ulmer Schulwesen, das bis ins 13. Jahrhundert zurückreicht, erfuhr eine durchgreifende Neugestaltung. Reformiert wurden die Deutsche Schule ebenso wie die traditionsreiche Lateinschule. 1622 erhielt das siebenklassige Gymnasium mit dem „Gymnasium academicum" eine Art universitären Überbau. Ulm war die Wirkungsstätte bedeutender Persönlichkeiten der Wissenschaft, wie des Astronomen und Kartographen Wolfgang Bachmayer (1597 – 1685), der das Ulmer

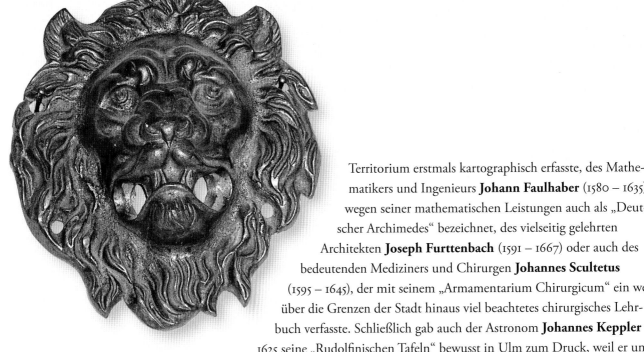

Territorium erstmals kartographisch erfasste, des Mathematikers und Ingenieurs **Johann Faulhaber** (1580 – 1635), wegen seiner mathematischen Leistungen auch als „Deutscher Archimedes" bezeichnet, des vielseitig gelehrten Architekten **Joseph Furttenbach** (1591 – 1667) oder auch des bedeutenden Mediziners und Chirurgen **Johannes Scultetus** (1595 – 1645), der mit seinem „Armamentarium Chirurgicum" ein weit über die Grenzen der Stadt hinaus viel beachtetes chirurgisches Lehrbuch verfasste. Schließlich gab auch der Astronom **Johannes Keppler** 1625 seine „Rudolfinischen Tafeln" bewusst in Ulm zum Druck, weil er um die hohe Leistungsfähigkeit des Ulmer Buchdrucks wusste.

Die Zeit nach 1648 brachte zwar keinen großen wirtschaftlichen Aufschwung, aber doch eine weitgehende Konsolidierung für Ulm mit sich. Insbesondere die Leinenweberei als wichtiges Gewerbe der Stadt konnte sich rasch erholen, so dass Handel und Export von Textilerzeugnissen die Stellung und den Wohlstand Ulms weiterhin sicherten.

Beginn der experimentellen Medizin

Im 17. Jahrhundert wurden die alten Autoritäten der Universitätsmedizin überwunden, und es beginnt die Epoche der empirisch-experimentellen Medizin. Francis Bacon begründet die moderne Naturwissenschaft und entwickelt die bis heute in ihren Grundzügen gültige Theorie des Experiments. René Descartes setzt den Menschen als Meister und Eigner der Natur ein und postuliert die methodische Skepsis als Ausgangspunkt des Philosophierens und Erkennens. In der Medizin erschüttert William Harvey durch seine Beschreibung des Blutkreislaufs die antike Humorallehre, deren angestammten Platz nun neue Konzepte des ärztlichen Denkens und Handelns einnehmen: die nachparacelsische Iatrochemie[41] und die cartesianische Iatrophysik. Chemisches und mechanistisches Denken beherrschen nun die Heilkunst. Die iatrochemischen und iatrophysikalischen Theorien brachten der klinischen Medizin des 17. Jahrhunderts, die sich unabhängig von diesen Theorien weiter entwickeln musste, wenig Gewinn. Dennoch findet man in dieser Epoche beachtliche klinische Leistungen.

Es soll nicht unerwähnt bleiben, dass die Krankheitsbehandlung mit Harn, Kot und anderem Unrat, volkstümlich zu allen Zeiten, ihren Höhepunkt in der sogenannten **Dreckapotheke** fand, einem Buch, das von dem Arzt Franz Christian Paullini (1643 – 1712) 1695 veröffentlicht wurde. Wie der Autor in seinem Vorwort sagt, war dieses Werk dazu bestimmt, *mit Koth und Urin fast alle, ja auch die schwersten und giftigsten Krankheiten und bezauberte Schäden vom Haupt bis zum Füßen innerlich und äußerlich glücklich* zu kurieren.

Sectio X.

De Simplicibus ex Animalibus desumptis

Von einfachen Stücken, so von den Tieren genommen werden.

		fl	kr	Pfg.
Cornu Alcis, Elendshorn	1 Lot		7	
„ Rhinocerotis, Nashorn	„		8	
Granii humani crudi, Menschenhirnschale	„		8	
Dentium apri, Wildschweinzähne	„		8	
„ castoris, Biberzahn Nr. 1	„		3	
„ Hippopotami, caballi marini Meerroßzahn	„		18	
„ Lupi, Wolfszahn Nr. 1	„		12	
Eboris rasrrae, gefeilt Elfenbein	„		1	2
„ usti, s. spodii, gebrannt Elfenbein	„		4	
Epatis lupi, Wolfsleber	„		6	
Erinacci combusti, gebrannter Igel	„		4	
Gallinarum stomachorum, Hühnermägen	„		6	
Hierundinum nidi, Schwalbennest	„			2
„ ustarum, gebrannte Schwalben	„		8	
Lacrymae Cervi, Hirschzähren	„	1		
Mumiae, balsamiert Menschenfleisch	„		4	

Frühes Reinheits-Gebot durch den Stadtphysicus Eberhard Gockel
(1636 – 1703)

Im 17. Jahrhundert lebte und wirkte der Stadtphysicus
Eberhard Gockel in Ulm. Ihm gelang es unter anderem,
den Zusammenhang zwischen Koliken und Weingenuss
durch das Süßungsmittel Bleiweiß nachzuweisen. Daran
waren nämlich nach einer Weihnachtsfeier im Jahr 1694
zahlreiche Ulmer Würdenträger schwer erkrankt. Folge
des Befunds war, dass im „Württembergischen Gene-
ralreskript" des Herzogs Eberhard Ludwig im Jahr 1696
der Zusatz von bleihaltigen Substanzen zum Süßen des
Weines bei Todesstrafe verboten wurde.
Somit hat Eberhard Gockel praktisch die Basis für ein
sehr frühes Renheitsgebot in Ulm gelegt.

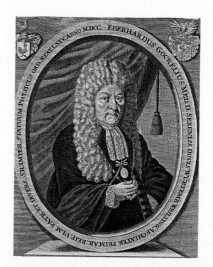

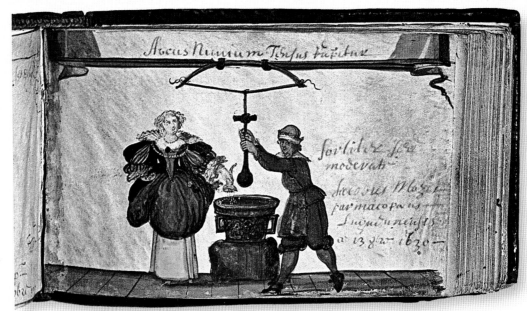

Deutsche Pharmacopöen

Das universale Lehrbuch war indessen für mindestens 100 Jahre die „Pharmacopoea medico-physica" (oder medico- chymica) des Arztes **Johann Christian Schröder** (1600 – 1664). Deutsche Ärzte des 17. Jahrhunderts veröffentlichten eine ganze Reihe von Büchern, die Materia medica und Pharmazie betrafen. Die bedeutendsten dieser Werke, die hervorragend die pharmako-chemischen Kenntnisse jener Zeit widerspiegeln, waren von **Oswald Croll** (1560 – 1609) und **Daniel Ludovici** (1625 – 1680) verfasst. Ludovicis im Jahre 1671 veröffentlichtes Buch trug den Titel: „Pharmacia moderno saeculo applicanda". 1654 brachte **Johann Rudolf Glauber** (1603 – 1670)[42], einer der ersten deutschen Chemiker und Begründer deutscher pharmazeutischer Industrie, seine „Pharmacopoea spagyrica" heraus. Es heißt, dass er, obschon er keine pharmazeutische Berufsausbildung absolviert hatte, Leiter der Fürstlichen Hofapotheke in Gießen geworden sei.

Wie der Großteil aller nicht offiziellen pharmazeutischen Literatur, so wurden auch die für den Apothekerstand besonders wichtigen Arzneibücher bis zum 18. Jahrhundert von Ärzten geschrieben. Die erste offizielle Pharmakopöe war das „Dispensatorium des Valerius Cordus" (1515 – 1544), das 1546 herausgebracht und für die Reichsstadt Nürnberg verbindlich wurde. Noch im 16. Jahrhundert folgte ihr das „Dispensatorium Augsburgense", das von **Adolf Occo** (1524 – 1605) 1564, und das „Dispensatorium Coloniense", das in Köln 1565 veröffentlicht wurde. Während des Dreißigjährigen Krieges brachte nur die Stadt Frankfurt am Main 1624 eine deutsche Übertragung des „Antidotarium Romanum" und 1626 ein „Dispensatorium chymicum" heraus. Am Ende des 17. Jahrhunderts erschien die erste offizielle Pharmakopöe, die für eine größere politische Einheit verbindlich wurde: das 1698 herausgebrachte „Dispensatorium Brandenburgicum".

Die Zahl der Apotheken Ulms vermehrte sich im 17. Jahrhundert auf vier. Die Kronapotheke (siehe Seite 66) ist seit Anfang des 17. Jahrhunderts, die Engelapotheke (siehe Seite 57) in der Hafengasse seit Ende des 17. Jahrhunderts nachweisbar.

Die Apotheker in der Langen Gass' im 17. Jahrhundert

ab 1593	**Wolfgang Rüeber**
ab 1637	**Hans Wolf Lang**
ab 1646	**Kaspar Gebhart**
ab 1653	**Heinrich Berchfeld**
ab 1669	**Hans Wolf Gebhart**

Wolfgang Rüeber

Wolfgang Rüeber[43] (ab 1593) aus Konstanz heiratete die Witwe des Apothekers Zimmermann. Sie hatten 13 Kinder, von denen aber viele früh starben.

Im Ratsprotokoll von 1618 ist folgendes zu lesen: *„Rüeber wird vom Rate der Stadt Ulm dahin beschieden, dass er von allem Wein, ob gekauft, geschenkt oder Eigengewächs, das gewöhnliche „Umgeld" bezahlen müsse. Weil aber der Wein, der ihm aus seinem Weingarten bei Konstanz herkomme, nach Ansicht des Rats gar so schlecht sei, soll ihm für diesen das Umgeld herabgesetzt werden. Den Wein, den er vom Abt von Zwiefalten für hingegebene Waren erhalte, dürfe er in seinem Keller – die Maß für einen Batzen – ausschenken."*
Apotheker Rüeber kam zu Wohlstand und kaufte das ehemalige Kargenbad, das er umbaute, sowie ein Haus am Judenhof. Vermutlich starb er 1635 an der Pest, der in den Jahren 1634 und 1635 in Ulm rund 5.000 Menschen zum Opfer fielen.

Mitunter enthält die Überlieferung Episoden, die auf heutige Leser amüsant wirken. So ist in einem Ratsprotokoll des Jahres 1628 festgehalten: *„Die Apothekergesellen der Apotheker Rüeber und Villinger* [Mohren-Apotheke], *so sei hinterbracht, gehen nachts aus dem Haus, haben an anderen Orten ihre Schlupfwinkel, fangen Händel auf den Gassen an und verhalten sich ungebührlich."*
Der Rat ließ deshalb am 16. März 1628 den Inhabern der beiden Apotheken ausrichten, *„sie mögen für Abstellung dieser Missstände besorgt sein, damit die Gesellen zur Hand seien, wenn sie nachts in der Apotheke gebraucht würden."*

Wolfgang Lang

Anton, der älteste Sohn von Wolfgang Rüeber, studierte Medizin und kam somit für die Übernahme der Apotheke nicht in Betracht. Der jüngere Sohn Johann hatte zwar den Beruf des Apothekers erlernt, bevorzugte dann aber doch eine Offizierslaufbahn und verstarb schon im Jahr 1640.
Somit musste die Apotheke verkauft werden. Im Jahr 1637 ging sie an Hans Wolfgang Lang[44] aus Nördlingen. Bereits nach neun Jahren übergab er die Apotheke im Jahr 1646 an seinen Schwiegersohn Kaspar Gebhart.[45]

Kaspar Gebhart

1638 ehelichte dieser Elisabeth Heyder, die Tochter des bereits verstorbenen Apothekers Philipp Heyder aus Nördlingen. Er erwarb die Apotheke von Hans Wolfgang Lang für 9.500 Gulden, wobei 3.000 Gulden auf das Haus entfielen und 6.500 auf die Apotheke.

Dr. Heinrich Berchfeld

Gebhart starb im Jahr 1652. Seine Witwe heiratete 1653 den Apotheker Dr. Heinrich Berchfeld.[46] Dieser hatte sich seine medizinischen Kenntnisse in Italien erworben und durch mehrere erfolgreiche Kuren das Wohlwollen des Kaisers in Wien erlangt, was ihm die Verleihung der Doktorwürde eingetragen hatte.

Die Heirat der Witwe Gebharts trug Berchfeld offenbar die Missgunst seiner Gesellen ein, die ihm übel mitspielten. Daher sah er sich wieder nach einer ärztlichen Tätigkeit um und wurde zum medicinae et chirurgiae doctor ernannt. Der Rat stellte Berchfeld daraufhin vor die Alternative, sich entweder für den Beruf des Apothekers oder den des Arztes zu entscheiden. Er entschied sich, als Arzt in Ulm zu praktizieren. Daraufhin bereitete sich sein Stiefsohn Hans-Wolf Gebhart auf die Nachfolge in der Apotheke vor, die er im Jahr 1669 übernahm.

Berchfeld erwarb ein Haus beim Kornhaus, in dem er 1679 starb.

Hans-Wolf Gebhart

Nur selten trifft man in den Ratsprotokollen auf den Namen des Hans-Wolf Gebhart (ab 1669)[47]. Zumeist ist die Vorlage der Rechnungen für die ins Spital gelieferten Heilmittel der Anlass für Einträge. Es fällt auf, dass Gebhart seine Rechnungen oft erst nach langer Frist vorlegte. Auf der anderen Seite war die Zahlungsmoral des reichsstädtischen Rechnungsamts oft sehr schlecht. Als Gebhart im Jahr 1679 eine Rechnung über 400 Gulden zur Vorlage brachte, war man im Rat höchst erstaunt über die Höhe des Betrags. Man ließ die Rechnung den Herren Doctores zugehen mit dem Ersuchen, zu prüfen, ob die Ärzte zu teure Medizin verschrieben hatten oder der Apotheker mit den Preisen über die Schnur gehauen habe. Es stellte sich bei der Prüfung aber heraus, dass schon lange keine Rechnung mehr beglichen worden sei und daher eben ein so hoher Betrag aufgelaufen war. Der Rat beschloss am 23. Juli 1679, die Schuld mit Ratenzahlung zu begleichen.

Spät, am 5. November 1683 – vielleicht auch ein Zeichen seiner Geruhsamkeit – heiratete Gebhart Anna Maria Zoller, Tochter eines Kaufmanns aus Memmingen. Er scheint unter gesundheitlichen Problemen gelitten zu haben, denn es wurde ihm im Jahr 1709 die Einstellung eines Provisors gestattet. Der Gehilfe hieß Philipp Jakob Backmeister, ein Name, der später in ulmischen Ärztekreisen einen guten Klang gewann. Am 1. November 1717 starb Gebhart, die Witwe am 2. Juni 1721.

Das 18. Jahrhundert

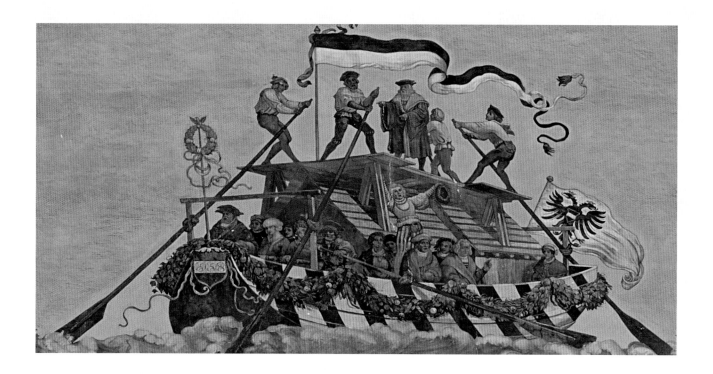

Von nun an ging's (fluss-)abwärts

Die zweite Hälfte des 17. Jahrhunderts war zwar keine völlig kriegsfreie Zeit, doch Ulm waren weitgehend ruhige Jahre beschieden. In gefährliche Bedrängnis geriet die Stadt dann aber zu Beginn des 18. Jahrhunderts im Spanischen Erbfolgekrieg (1701 – 1714), in dem Frankreich mit Bayern gegen die Habsburger stand. 1702 nahmen bayerische Soldaten Ulm im Handstreich ein. Bis 1704 abwechselnd von bayerischen und französischen Soldaten besetzt, muss die Stadt den Okkupanten 415.000 Gulden bezahlen. Mit dem Sieg der alliierten Truppen im September 1704 über die Franzosen und Bayern in der Schlacht von Höchstadt endete die schwere Zeit der Besatzung. Ulm war zwar nun frei, aber seine Wirtschaft und Finanzen blieben auf Dauer geschädigt.

Allmählich wurde Ulm dann zum Sammelplatz für Tausende von Auswanderungswilligen aus ganz Süddeutschland, die ab 1712 mit den „Zillen" oder „Ulmer Schachteln" die Donau abwärts fuhren.

Das verarmte Ulm steht um 1770 vollends vor dem Bankrott. Nach dem Siebenjährigen Krieg und einer Missernte hatte sich der Schuldenberg auf 4 Millionen Gulden aufgetürmt. In dieser bedrohlichen Finanzsituation konnte auch der Kaiser nicht mehr untätig bleiben. Er ordnete einen Schuldentilgungsplan an. 1773 muss Ulm für 500.000 Gulden die Herrschaft „Wain" verkaufen.

Apothekenrecht im Wandel der Zeiten

Friedrich II von Hohenstaufen gilt als der eigentliche Begründer des Berufs des Apothekers. Es war eine von ihm um 1240 per Edikt erlassene Medizinalordnung, die, dem Vorbild der der Stadtverwaltung von Arles folgend, den Beruf des Arztes von dem des Apothekers trennte. Diese besaß zunächst nur Gesetzeskraft in Sizilien und Unteritalien, setzte sich allmählich aber im gesamten Abendland durch. Ein erster Apothekeneid ist aus Basel aus dem Jahr 1300 überliefert. Waren die Apotheken bislang in den Klöstern angesiedelt, so gingen sie nun immer mehr in weltliche Führung über.

Diese frühen Apotheker bedurften einer Genehmigung des Fürsten oder – wie in unserem Ulmer Beispiel – vom Rat der Stadt. Ulm ist im süddeutschen Raum nach Augsburg die zweite Stadt mit einer Apotheke in ihren Mauern. Diese zeugt vom vorhandenen Wohlstand.

Auf die Apotheken zugeschnitten gab es Schutzbestimmungen, die ihnen ein sicheres Auskommen gewährleisten sollten. Dazu zählten Privilegien, die zunächst direkt mit der Person des Apothekers verknüpft waren, dann aber zu verkäuflichen Rechten wurden. Im 19. Jahrhundert endete die Verleihung solcher Privilegien.

Fortan wurden nur noch Konzessionen erteilt. Davon gab es zwei Arten: zum einen eine **übertragbare Realkonzession**, die an einen Apotheker zur Führung einer Apotheke verkauft werden konnte. Sie musste von der Regierung genehmigt werden. Zum anderen die **unverkäufliche Personalkonzession**, die beim Tod oder Verzicht des Empfängers an den Staat zurückfiel. Ab 1894 wurden dann nur noch Personalkonzessionen erteilt. Nach 1945 kamen in den amerikanischen Zonen noch die Lizenzapotheken dazu. Seit dem 20. August 1960 existiert die uneingeschränkte Niederlassungsfreiheit für Apotheken in Deutschland.

Für den Betrieb einer Apotheke gibt es zahlreiche Vorschriften, die in der Apothekenbetriebsordnung festgehalten sind. Darin ist eine Mindestfläche von 120 Quadratmetern ebenso vorgeschrieben wie ein Raumprogramm, bestehend aus: der Offizin (= der Raum, in dem die Arzneimittel abgegeben werden), der Rezeptur, dem Arzneikeller für die Bevorratung kühl aufzubewahrender Arzneimittel, sowie einem Labor, einer Toilette mit Dusche und einem Nachtdienstzimmer . Nur ein bestallter Apotheker kann eine Apotheke besitzen – inzwischen sogar vier. Nur bei triftigen Gründen darf die Apotheke verpachtet werden. Dazu zählen gesundheitliche Gründe oder der Tod des Apothekers. Die Frist läuft dann bis zur Wiederverheiratung des verwitweten Partners oder bis ein Nachkomme die Qualifikation zum Apothekerberuf erworben hat.

Darüber hinaus existieren noch Krankenhausapotheken. Die Apothekenpreise werden bundeseinheitlich durch die Arzneitaxe geregelt, rezeptfreie Arzneimittel dürfen frei kalkuliert werdnen. Für die Herstellung der Arzneien gibt das Deutsche Arzneibuch und das Europäische Arzneibuch die Anleitung und für Homöopathische Arzneien das Homöopathische Arzneibuch.

Neue Konzessionen mussten mit Brief und Siegel erworben werden. Hier eine Vereinbarung der Ulmer Apotheker von 1821 für die Belieferung von Hospital, Lazarett und den Krankenanstalten
Stadtarchiv Ulm

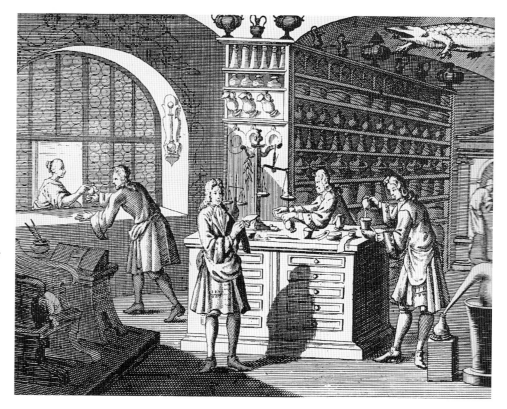

Am Ende des 18. Jahrhunderts befand sich Ulm in einer tiefen Krise, die alle gesellschaftlichen Bereiche umfasste. Die Stadt war hoch verschuldet, Korruption und Nepotismus prägten die Stadtverwaltung, die wirtschaftliche Situation war schlecht und viele Handwerker litten unter Arbeitsmangel.

Am Morgen des 9. August 1794 entzündete sich die Unzufriedenheit der Bürger im sogenannten „Kanonenarrest". Eine Menschenmenge verhinderte den Abtransport ulmischer Kanonen zur kaiserlichen Armee. Eine Bürgeropposition verlangte die Ablösung des bisherigen aristokratischen Stadtregiments, die Aufstellung einer Bürgerschaftsvertretung und bürgerliche Mitsprache bei der Finanzverwaltung. Ein aus Vertretern der Zünfte bestehender Bürgerausschuss bildete sich, der mit dem Magistrat über die Forderungen der Bürgerschaft verhandelte. Die Verhandlungen scheiterten, nachdem im Dezember 1794 ein kaiserliches Urteil den Bürgerausschuss verbot. Der Bürgerausschuss gab nicht auf und wurde 1797 endlich anerkannt.

Ulm blieb kaum eine Möglichkeit, die Verschuldung abzubauen. Im Gegenteil: 2,2 Millionen Gulden musste die Stadt während des ersten Koalitionskrieges von 1796/97 zahlen. Allein 200.000 Gulden verlangten die Franzosen für den Abzug aus der eroberten Stadt. Im zweiten Koalitionskrieg (1798 – 1801/02) besetzten die Österreicher Ulm. Anschließend kamen wieder die Franzosen. Bis nach dem Frieden von Lunéville im Frühjahr 1801 war Ulm wieder französisch besetzt.

Medizingeschichte zur Zeit der Aufklärung

Das Jahrhundert der Aufklärung veränderte auch das Antlitz der akademischen Medizin von Grund auf. Neue Konzepte des Gesundheits-, Krankheits- und Heilverständnisses werden entwickelt und treten neben einen extrem vorangetriebenen Mechanismus. Seele, Reiz, Empfindung und Lebenskraft bestimmen das animistische, vitalistische und browni-anistische Medizinkonzept[48] in Theorie und Praxis. Im Gewand des Neohippokratismus[49] gelangt die klinische Empirie zur Blüte. Studenten werden am Krankenbett ausgebildet. In der öffentlichen Gesundheitspflege des „aufgeklärten" Absolutismus wird die Medizin als Staatsarzneykunde und medizinische Polizey zur Dienerin des Staates. Zusammen mit der Geburt der modernen Krankenkassen und der Einführung präventiv-medizinischer Maß-nahmen beschleunigt die „Staatsarzneykunde" den Prozess der Medikalisierung.

Die Medizin durchlief im 18. Jahrhundert eine Periode der Konsolidierung und Systema-tisierung. Trotz beachtenswerter klinischer Leistungen und bedeutender wissenschaftlicher Entwicklungen, trotz neuer Gesundheits- und Krankheitskonzepte lebte in der praktischen Medizin durch das gesamte 18. Jahrhundert noch die alte Humoralpathologie, wenngleich in neuen und vielfältigen Erscheinungsbildern, fort.

In Ulm überwachten, reglementierten und koordinierten die Stadtärzte weiterhin die pro-fessionelle Vielfalt im Bereich der Heilberufe.

Ein differenziertes Verordnungswesen regelte insbesondere die Tätigkeit der untergeordne-ten Medizinalprofessionen, wie Apotheker, Chirurgen, Bruchschneider, Starstecher, Heb-ammen sowie der fahrenden Medizinalhändler. Die medizinische Versorgung des Großteils der Bevölkerung lag in den Händen der Chirurgen und Wundärzte.

Die Situation im Spital zeigte im 18. Jahrhundert keine wesentlichen Veränderungen gegenüber früheren Zeiten. Dies gilt sowohl für die Zusammensetzung der Spitalklientel als auch für die ärztliche Betreuung der Pfründner und armen Kranken. 1736 zählte man beispielsweise 295 Insassen, davon 111 alte Bürger als Pfründner und 12 straffällig geworde-ne Personen. In der „Dürftigen Stube" gab es 54 Betten für Kranke. Sie wurden von zwei Schwestern und zwei Ärzten aus dem Collegium Medicum betreut, die regelmäßig Besuche machten und auch in Notfällen kamen.

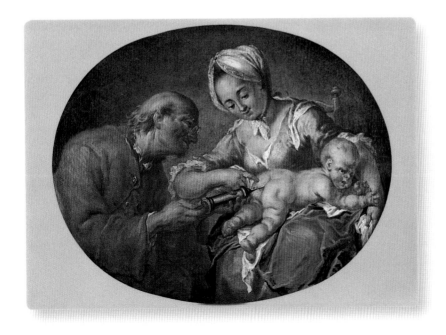

Abb. 28
„Das Klistier"
Gemälde von Jan Antoon
Garemijn (1712 – 1799)

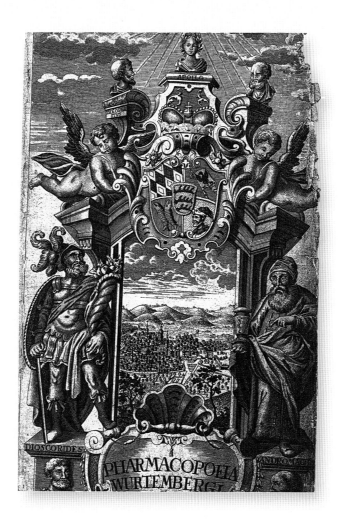

Die **Neuordnung Europas** durch Napoleon hatte auch Auswirkungen auf die Organisation des Medizinalwesens in Ulm. 1802 verlor die Stadt ihre Unabhängigkeit und wurde in das Kurfürstentum Bayern eingegliedert. Mit dem Aufstieg Bayerns zum Königreich im Jahre 1806 endete die Institution des Collegium Medicum. Die Ärzte wurden vom bayerischen Staat als Stadtärzte übernommen.

Es versteht sich, dass jeder Wechsel medizinischer Anschauungen, der die Therapie beeinflusste, sich auch in der pharmazeutischen Praxis bemerkbar machte. Die Frage ist, wie weit diese Einflüsse gingen. Zum Beispiel die Auswirkungen der Einführung der Chinarinde, die Rinde südamerikanischer Bäume der Gattung Chinchona, auf die Medizin waren zahlreich und verschiedenartig. Das **Chinin** ermöglichte eine objektive Trennung der Malaria von anderen Fieberkrankheiten und schien die Vorstellungen über spezifische Krankheiten und spezifische Mittel zu bestätigen. China heilte, ohne eine der „Evakuationen" zu erzeugen, welche Galeniker und Humoralpathologen für notwendig hielten.
Gemeinhin ist Therapie, und damit Pharmazie vor allem auf empirischen oder experimentellen Beobachtungen aufgebaut. Aber auch wenn noch keine empirisch oder experimentell ermittelte Angaben vorlagen, so vermochten doch auch Änderungen in medizinischen Theorien bereits einen Wechsel in der Kombinierung von Arzneimitteln zu bewirken. Auch vermochten sie die Ärzte in ihrer Arzneimittelwahl zu beeinflussen.
Mit dem Auftreten der Naturwissenschaften im 18. Jahrhundert wurde der bisherige Arzneischatz einer kritischen Prüfung unterzogen. Binnen weniger Jahrzehnte entfielen dadurch mehr als zwei Drittel der bislang in den Arzneibüchern vermerkten Rezepte.

Es ist aber eine bekannte Tatsache, dass Arzneimittel, die offiziell nicht mehr anerkannt werden, vom Volk weiter verwendet und dann in dem Auftreten einer neuen und befriedigenderen Theorie wieder allgemein eingeführt wurden. Das beste Beispiel ist Lebertran. Im 15. Jahrhundert als eine Art Wundpflaster angewandt, wurde 1730 erkannt, dass er Rachitis heilt. Die wissenschaftliche Welt aber zögerte weiter und erst die Entdeckung der Vitamine A und D im Tran brachte die offizielle Anerkennung.

Im 18. Jahrhundert entwickelten sich die deutschen Apotheken vom Ort der Arzneimittelherstellung, bedingt durch das Wissen über die Chemie, auch zu einem Ort der Arzneimittelforschung. Die große Zahl prominenter Wissenschaftler, die seit Mitte des 18. Jahrhunderts aus der deutschen Pharmazie hervorgingen, ist gleichzeitig eine Erklärung dafür, warum so viele Chemieprofessoren an deutschen Universitäten bis zum Ende des ersten Drittels des 19. Jahrhunderts Apotheker waren und häufig ihre Studenten in der eigenen Apotheke unterrichteten. Als Beispiel sei genannt Andreas **Siegfried Marggraf** (1709 – 1782), dem es gelang, aus der Zuckerrübe Kristallzucker zu isolieren, frei vom bitteren Nebengeschmack, den die Zuckerrübe beinhaltet. Weiterhin ist **Martin Heinrich Klapproth** (1743 – 1817) zu erwähnen. Sein Arbeitsgebiet war die Mineralanalyse. Er entdeckte die Elemente Cerium und Uran. Auch Johann **Friedrich Böttger** (1682 – 1719), der Erfinder des Porzellans (1709), gehört in die Reihe der Apotheker. Ebenfalls ist Johann **Wolfgang Döbereiner** (1780 – 1849), der Begründer der Katalyse[50], zu erwähnen. Der Vater der Anilinfarben **Friedrich Ferdinand Runge** (1795 – 1867) war ebenfalls Apotheker. Er isolierte Koffein und Atropin sowie Chinolin und entwickelte somit bedeutende Arzneimittel. Schließlich seien noch einige Apotheker erwähnt, deren Namen allgemein bekannt sind, da aus ihren Apotheken und ihrer Tätigkeit große chemisch-pharmazeutische Werke entstanden sind, z. B. Merck, Schering, Leverkus, Riedel (siehe Seite 63).

Die Apotheker des 18. Jahrhunderts in der Langen Gass'

ab 1718	**Adam Otto Gerhard**
ab 1752	**Sebastian Schmalzigaug**
ab 1790	**Georg Litzel**

Adam Otto Gerhard

Adam Otto Gerhard[51], der Sohn von Dr. med. Johann Andreas Gerhard, heiratete am 6. August 1715 Euphrosine Stattmiller, die Witwe des Geislinger Apothekers Stattmiller. Diese brachte fünf Kinder aus erster Ehe mit.
Als in Ulm die Apotheke in der Langen Gass zum Verkauf stand, griff er zu und zog mit der Familie nach Ulm. Mit seiner Frau hatte er noch eine Tochter, Judith Margarete.
Gerhard hatte zu Beginn vor dem Kollegium der Ärzte in Ulm eine Prüfung abzulegen.
Im Dezember 1717 wurde dem Rat berichtet, dass der Prüfling beim Examen *„hurtige und vergnügliche Antworten gegeben habe, so dass kein Zweifel bestehe, dass er der Apotheke mit gutem Nutzen vorstehen werde"*. Am 16. März 1718 genehmigt der Rat der Stadt Ulm schließlich den Verkauf der Apotheke an Adam Otto Gerhard.
Die Urkunde, der gut erhaltene Hausbrief aus dem Jahr 1718 mit Stadtgerichtssiegel in einem Holzdöschen, ist von der Löwen-Apotheke überliefert und seit 2013 im Besitz des Ulmer Stadtarchivs.
Er gibt Aufschluss über das einer Erbengemeinschaft gehörende Gebäude und dessen Verkauf nach dem Tod des Apothekers Johann Wolfgang Gebhart, das mitsamt der

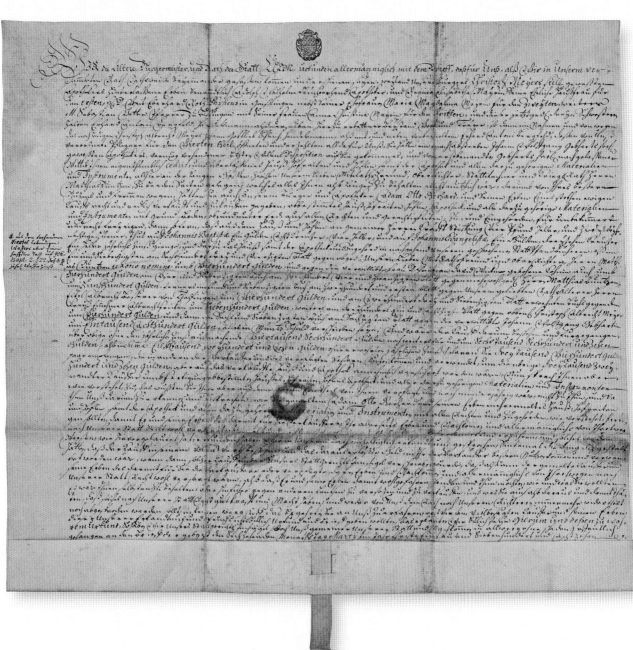

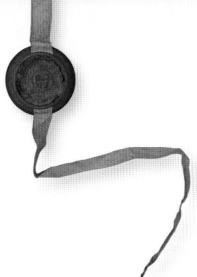

Abb. 30
Hausbrief der Apotheke an
der Langen Gass' von 1718

Apothekeneinrichtung „mit allen dazu gehörigen Materialien und Instrumenten" an Adam Otto Gerhard gegen Zahlung von 11.210 Gulden übergeht. In der Urkunde sind 13 Gläubiger eingetragen, darunter die Familie Besserer, ein Oberstleutnant Gerhard in Petersburg und ein Kaufmann Jörg aus Lissabon.

(Hofrat Dr. Carl Wacker erwarb das Haus mit Apotheke übrigens im Jahr 1864 dann für schon 48.000 Gulden.)

Abgesehen von den Besitzverhältnissen gehen aus diesem Kaufvertrag noch weitere interessante Details hervor: So gehört die Giebelwand zwischen dem Apothekenhaus und dem Katzböckischen Haus bis zur Höhe des Apothekenhauses halb dem Apotheker, halb einer Nachbarin namens Katzböck. Der über das Apothekenhaus hinausragende Teil der Giebelwand dagegen gehört allein zum Katzböck'schen Anwesen.

Weitere vertragliche Bestimmungen betrafen das „Guckehürle", einen Aufsatz auf dem Dach mit der Funktion als Ausguck, sowie den Gebrauch des gemeinsamen „Privets" (Klosettanlage), das von zwei Parteien über einen gemeinsamen Abfluss benutzt wurde.

Adam Otto Gerhard wurde 84 Jahre alt und starb 1768.

Sebastian Schmalzigaug

Sein Nachfolger Sebastian Schmalzigaug[52], Sohn des Steinheimer Pfarrers, hatte bei Gerhard seine Gehilfen-Zeit absolviert. Er erwarb sich dabei die Gunst des Lehrchefs, sodass dieser ihm seine jüngste Stieftochter Susanne zur Frau gab. Noch zu Lebzeiten von Gerhard hatte Schmalzigaug ein Examen abgelegt und mit dem Schwiegervater gemeinsam die Apotheke geführt. Seit 1752 war er als Leiter der Apotheke eingetragen. Nach dem Tode des Schwiegervaters wurde Schmalzigaug vom Rat als Gewürzschauer bestellt. Außerdem wurden die Schuldverhältnisse geregelt, was zur Versorgung seiner sechs Kinder wichtig war. Er wurde 67 Jahre alt.

Georg Friedrich Litzel

Auf ihn folgte 1790 der 1755 geborene Georg Friedrich Litzel[53], bei dem es sich um den Bruder der zweiten Frau von Schmalzigaug handelte. Er hatte bei diesem fünf Jahre gelernt und im Zeugnis bescheinigt bekommen, dass er „mehr Wissen gezeigt habe, als andere Gesellen".

Litzel heiratete 1790 Anna Katharina Schaller, die Tochter des Ulmer Ochsenwirtes. Als Apotheker erlebte er die letzte Phase der Reichsstadt Ulm, ihren Übergang an Bayern 1802 und schließlich den Zuschlag der Stadt ans Königreich Württemberg im Jahr 1810. Litzel verstarb am 4. Mai 1814, seine Witwe am 13. August 1815. Zwei Töchter überlebten das Elternpaar. Die am 13. August 1794 geborene Tochter Franziska Rosina verheiratet sich am 11. Oktober 1814 mit dem Apotheker Johann Gottlieb Stahl.

Die Engel-Apotheke*

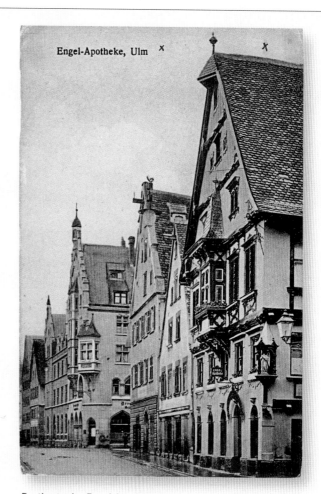

Engel-Apotheke, Ulm X X

Postkarte der Engel-Apotheke

Ulm zählte laut dem Stadtchronisten Felix Fabri im Jahr 1687 etwa 15.000 Einwohner. Gegen die Einwände der bereits bestehenden drei Apotheken wurde am Ende des 17. Jh. eine vierte eingerichtet – die Engel-Apotheke, zugleich die letzte Neugründung im Ulm der Reichsstadtzeit.

Der erste Apotheker, der sich dafür beworben hatte, war Hieronymus Christiani. Er hatte die verwitwete „Materialistin" Schrayvogel geheiratet.

Später folgte ein Apotheker namens Roth. Er hatte nach dem Tod seiner ersten Frau deren Nichte geheiratet, von der er noch acht Kinder bekam.

Im Haus der Engel-Apotheke wohnte von 1775 bis 1777 der Dichter **Christian Friedrich Daniel Schubart** (1739–1791). Vielseitig begabt, schreibgewandt und erfüllt von revolutionären Ideen, gab er in Ulm seine „Deutsche Chronik" heraus. Er war dann ob seiner scharfen Kritik am Hof und am Klerus in Ungnade gefallen, 1777 nach Blaubeuren gelockt, dort verhaftet und dann für zehn Jahre auf dem Hohenasperg eingekerkert worden. Bei seinen Lesern war er sehr beliebt, da er ein geistreicher Unterhalter mit musikalischem Talent und freigeistigen Ideen war. Durch seine Publikationen zählt er zu den Vorreitern der Aufklärung. Sein Aufsatz: „Zur Geschichte des menschlichen Herzens" gehört zu den Quellen von Schillers Räubern. Schubart zählte die Zeit in Ulm zu seinen glücklichsten Jahren.

Ab 1814 war der Besitzer der „Apotheke zum Engel" Thomas Wolfgang Roth. Seit 1910 war Apotheker Mendler auf der Engel-Apotheke. Es folgte Apotheker Schröck. Nach seinem Tod verpachtete die Witwe die Engel-Apotheke an Timo Ried. Mit Übernahmen und Neueröffnungen hat Timo Ried mit seiner Ehefrau inzwischen fünf weitere Apotheken in Ulm: die Apotheke im Hafenbad, am Michelsberg, in Söflingen, am Stifterweg und in der Rosengasse.

* Jubiläumsbroschüre der Engel-Apotheke, Stadtarchiv

Samuel Hahnemann – ein pharmazeutischer Revoluzzer und Reformator*
(1755 – 1843)

Samuel Hahnemann lebte zur Zeit Goethes. In dieser Zeit müssen Ärzte und Apotheker zum Großteil nicht allzu Rühmliches hervorgebracht haben: In Goethes Faust Teil I – Spaziergang vor den Toren Frankfurts – spricht Faust zu seinem Famulus Wagner:

„Und hier war die Arznei, die Patienten starben,
und niemand fragte: wer genas?
So haben wir mit höllischen Latwergen**
in diesen Tälern, diesen Bergen,
weit schlimmer als die Pest getobt.
Ich habe selbst den Gift an Tausende gegeben,
sie welkten hin, ich muss gesteh'n,
dass man die frechen Mörder lobt."

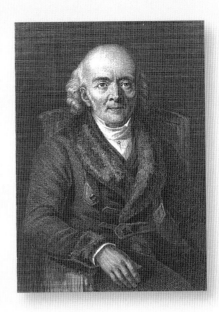

Was wurde also zu jener Zeit verordnet? Üblich waren hohe Dosierungen und die Dauermedikation mit stark wirksamen, aber nicht genau dosierten Arzneimitteln, wie Arsenicum album (weißes Arsen) als Fieberpulver, Mercurius solubilis (lösliches Quecksilber) in der Therapie von Lues, Syphilis etc. (aus dieser Zeit stammt auch die abwertende Berufsbezeichnung der „Quacksalber"). Des weiteren verordnete man hohe Dosierungen von Schwefelpulver als Purgens (Abführmittel). Daneben reinigte man den Organismus durch Gaben von Drastica wie Crotonöl, Tubera Jalapae oder einfach Unmengen von Klistieren und Aderlässen. Die Folgen waren Reizungen und Entzündungen der Darmschleimhaut; das behinderte die Resorption von Nahrungsbausteinen, fettlöslichen Vitaminen und den Verlust von Mineralstoffen und schwächte den Körper.
Hahnemann sah, dass seine durch den Organismus geschwächten Patienten dahinsiechten und starben.

Wer war nun dieser Samuel Hahnemann, der Revoluzzer und Reformator der mittelalterlichen Dreckapotheke? Dr. med habil. Samuel Hahnemann wurde am 10. April 1755 als Sohn eines Porzellanmalers in Meissen geboren. Er war Arzt, Apotheker, Chemiker und Literat, der vom sächsischen Fürsten ob seiner Begabung gefördert wurde. Schon mit 19 Jahren erwarb er den Doktortitel. Zunächst arbeitete er als Arzt und führte dabei sehr exakte Krankenjournale. Von 1785 – 89 verdiente er in Dresden sein Geld als Stadt- und Amtsarztvertreter bei Sektionen Verstorbener. Hier waren es vor allem Arsen-, Quecksilber- und Schwefelvergiftungen, die ihm Anlass zum Nachdenken gaben. So forderte er das Verkaufsverbot für Arsenik als Fiebermittel sowie bessere Nachweise für Arsen.

Außerdem arbeitete er als praktischer Arzt in Dessau, Torgau und Hermannstadt (heute Sibiu). Mit einer Apothekerstochter verheiratet, hatte Hahnemann elf Kinder, wovon zehn groß wurden – eines starb bei einem Kutschenunfall als Baby. Bei der hohen Kindersterblichkeit war dies wohl auch ein Erfolg seiner Heilkunst.
In den Jahren 1777–79 hatte Hahnemann in Hermannstadt viel mit Malariakranken zu tun. Er fand in der Literatur einen Hinweis auf Chinarinde, denn Arsenbehandlung bei den Fieberschüben schied für ihn aus. Im Selbstversuch nahm er Chinarinde in g-Mengen ein und beobachtete seine Reaktion: er bekam Schüttelfrost, Gliederschmerzen, verstärkten Puls – alles Symptome, die bei Malaria auftraten. Er wiederholte seine Versuche mit immer gleichem Ergebnis und hatte nun den Beweis für seine „Similia"-Theorie: Ähnliches wird mit Ähnlichem geheilt. Ein Kranker nimmt ein Mittel, das beim Gesunden die Symptome der Krankheit auslöst. Das weckt die Selbstheilungsregulation im Körper und der Erkrankte

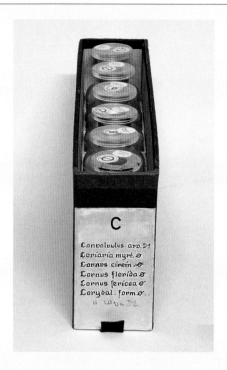

Homöopathische
Urtinkturen

wird – nach einer sogenannten Erstverschlimmerung –
schneller und anhaltend gesund.

Neben dieser **„Similia Regel"** stützt sich seine Lehre
auf drei weitere Grundprinzipien:

Das Verdünnungsprinzip: Hahnemann stellte eine
sogenannte Dezimalskala auf, nach der die Substanzen
in Zehnerschritten verdünnt werden. Von der Urtinktur
ausgehend, die abhängig von der Beschaffenheit der
Ursubtanz nach bestimmten Regeln hergestellt wurde,
wird in Zehnerschritten verdünnt – mit Alkohol, Wasser
oder Milchzucker.

Die Konstitutionslehre: Sie ist eine individuelle Therapie, in der auch der Konstitutionstyp des Patienten
erfasst wird. Dies schlägt sich sowohl in der Auswahl des
Heilmittels als auch in der Dosierung nieder.

Die Arzneimittelprüfung am Gesunden führt laufend
zur Erkenntnis neuer wirksamer Substanzen und wird
auch heute noch von der Deutschen Homöopathischen
Union (DHU) praktiziert.

Von 1792–99 arbeitete Hahnemann ein Pharmazeutisches Lexikon aus – den „Organon der Heilkunst".
Hahnemann hat aus Protest gegen die undurchsichtigen
Gemische der „mittelalterlichen Dreckapotheke" bewusst den Weg in die Einzelmittel gesucht.

Mit 80 Jahren startete er in Paris mit Hilfe einer jungen
Verehrerin aus den besten Pariser Kreisen noch einmal

eine neue Karriere, nachdem er in Deutschland aus
Ärzte- und Apothekerkreisen stark angefeindet und
bekämpft worden war. In Paris arbeitet er verstärkt mit
Hochpotenzen aus dem Centesimalbereich, weshalb
man auch heute in Frankreich noch hauptsächlich mit
C-Potenzen in der Homöopathie arbeitet.

Die Cholera-Epidemie 1831 führte er schon damals –
obwohl man Mikroorganismen noch nicht nachweisen
konnte – auf Kleinlebewesen zurück.

Es ist erstaunlich, welch große Resonanz die neue Lehre
bereits zu Beginn des 19. Jahrhunderts hervorrief und
wie schnell ihre Anhängerschaft wuchs. Dieser Prozess
setzte sich durch das gesamte 19. Jahrhundert fort und
die Homöopathie gehört noch heute zu den populären
alternativen Heilmethoden.

Hahnemann wollte eigentlich die Medizin reformieren.
Dabei ist es zu einer Trennung der Heilmethoden gekommen – hier Homöopathie, da Allopathie.

---

* Vortrag I.F. Maurer Oktober 1997 vor dem Deutschen Frauenring, Ulm
** Latwerge-brei- oder teigförmige Arzneizubereitungen

Das 19. Jahrhundert

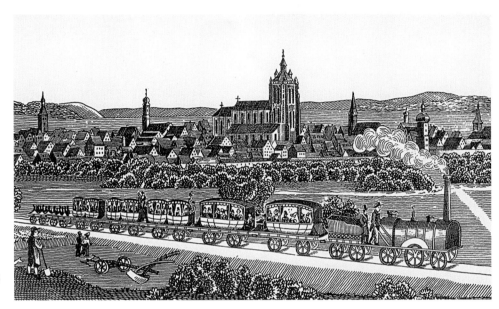

Abb. 31
Das Zeitalter der Industrialisierung beginnt: der erste von Stuttgart ankommende Bahnzug am 29. Juni 1849

Umbruch in Ulm durch Industrialisierung

Noch vor der endgültigen Entscheidung über den zukünftigen politischen Status Ulms nahm das Kurfürstentum Bayern am 31. August 1802 provisorisch die Reichsstadt mit ihrem gesamten Gebiet als Entschädigung für den Verlust linksrheinischer Gebiete in Besitz. Damit endete die reichsstädtische Zeit. Der Reichsdeputationshauptschluss vom 27. April 1803 bestätigte diesen Akt.

Ulm blieb von den Revolutions- und Napoleonischen Kriegen nicht verschont. Kontributionen und Requisitionen durch die französischen und kaiserlichen Truppen lasteten schwer auf der Stadt und ihren Menschen. Nach der verlorenen Schlacht von Elchingen am 14. Oktober 1805 zog sich die österreichische Armee nach Ulm zurück. 25.000 Soldaten suchten Schutz in der Stadt. Ulm wurde von französischen Truppen eingeschlossen und durch Artillerie beschossen. Am 17. Oktober 1805 kapitulierten die Österreicher.

Von der ehemaligen Bedeutung Ulms ist in der ersten Hälfte des 19. Jahrhunderts kaum etwas übrig geblieben. Die einst mächtige Reichsstadt ist zu einer nur noch ca. 12.000 Einwohner zählenden Provinzstadt herabgesunken.

Ins Rampenlicht der Geschichte kehrte Ulm aber bald wieder zurück. Bis zu 8.000 Arbeiter bauten von 1842 bis 1859 die gewaltige **Bundesfestung** mit 41 Festungswerken und einem neun Kilometer langen Mauergürtel. Die riesige Festungsbaustelle sowie der Bahnanschluss Ulms im Jahre 1850 brachten eine große wirtschaftliche Entwicklung. 1844 begann mit der Neugründung der Münsterbauhütte der Ausbau des Münsters zu seiner heutigen Gestalt. In den 1870er Jahren wurden die beiden Chortürme errichtet

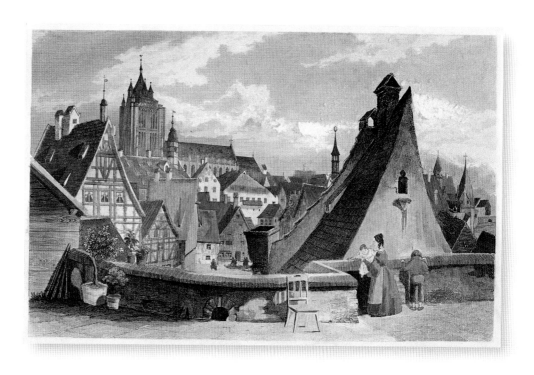

Abb. 32
Historische Ansicht Ulms
mit dem unvollendeten
Münsterturm aus dem Jahre
1840

und der Hauptturm bis 1890 von 70 auf 161,53 Meter erhöht. In der zweiten Hälfte des
19. Jahrhunderts entstanden später weltbekannte Firmen wie Magirus, Wieland und Kässbohrer. Der Apotheker Dr. Gustav Leube (1808 – 1881) nahm zahlreiche Untersuchungen
und Versuche über die Nutzung des Kalkes der Schwäbischen Alb vor. Die großen Vor-
kommen und guten Ergebnisse bewogen ihn, seine Kenntnisse über die Verwendung von
hydraulischem Kalk gewerblich zu nutzen.

Der revolutionäre Funke, der von Frankreich über den Rhein kommend, ganz Europa in
Flammen setzte, erreichte auch Ulm. Wie in allen Landesteilen beschloss auch in Ulm eine
Volksversammlung am 3. März 1848 die an den König gerichteten Forderungen der libe-
ralen Opposition: Volksbewaffnung, Pressefreiheit, Schwurgerichte und die Einberufung
eines Deutschen Parlaments. Wilhelm I. gab der Volksbewegung nach, hob die Pressezensur
auf und ersetzte die bisherige Regierung durch das sogenannte „Märzministerium". Die
Forderungen nach politischer Partizipation, nationaler Einheit und sozialer Ausgestaltung
vermochte auch das Scheitern der Revolution von 1848 / 49 nicht auf Dauer zu unterdrücken.
Doch nach der Revolution verlief das politische Leben in der Stadt zunächst ruhiger, wozu
gewiss nicht nur die strenge Überwachung, sondern auch wirtschaftliche Umwälzungen bei-
trugen. Die zunehmende Industrialisierung nach 1860 verwandelte Ulm von einer traditions-
verhafteten Handwerkerstadt allmählich in eine moderne Industriestadt. Binnen einhundert
Jahren stieg die Einwohnerzahl von 11.800 im Jahre 1810 auf 56.100 im Jahre 1910.
Urzelle vieler Betriebe der Textil-, wie der Schwerindustrie war die Wasserkraft der Blau,
Bedeutung erlangte zudem die Tabakindustrie. 1857 nahm das Gaswerk in der Neutorstraße

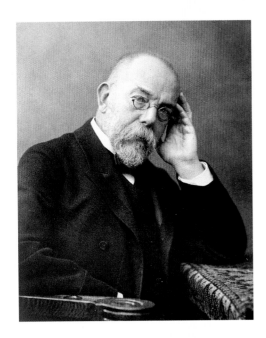

Abb. 33
Robert Koch

seinen Betrieb auf, 1873 wurde die moderne zentrale Wasserversorgung eröffnet, 1895 erhielt Ulm elektrischen Strom und 1897 fuhr die erste elektrische Straßenbahn durch die Stadt.

Die Ära der Industrialisierung bringt auch in der Pharmazie gewaltige Umbrüche: den Wandel von der Naturheilkunde zu den ersten synthetischen Arzneimitteln. In zunehmendem Maße werden die Arzneimittel jetzt in Fabriken hergestellt.

Medizingeschichte – Aufbruch in die Moderne

Im 19. Jahrhundert vollzieht sich der Aufbruch der Medizin in die Moderne. Alleinbestimmend wird das naturwissenschaftliche Denken, ganzheitliche und philosophische Ansätze verblassen oder führen ein Außenseiterdasein. Bedeutende Wegmarken sind die Entstehung der empirisch – experimentellen Physiologie, die Entwicklung der wissenschaftlichen Pharmakologie, die Inauguration[54] der Zellularpathologie und die Formulierung des bakteriologischen Paradigmas[55]. In Paris wird die moderne Klinik geboren und der Prozess der Liberalisierung in der Behandlung Geisteskranker eingeleitet. Freud begründet in Wien die Tiefenpsychologie.

Mit Einführung der Kranken-, Unfall-, Alters- und Invalidenversicherung am Ende des Jahrhunderts begann die Epoche der Sozialmedizin. Sie verlieh der Professionalisierung der Ärzteschaft einen weiteren Schub.

Bestimmende Faktoren in der Medizin sind vor allem die Entstehung der wissenschaftlichen Hygiene und Bakteriologie. Die Idee einer künstlich zu entwickelnden Immunität gegen ansteckende Krankheiten wurde durch den englischen Arzt Edward Jenner (1749 – 1823) in ihren Grundzügen dargelegt. Diese mutige Tat fand wissenschaftliche Unterstützung durch die Entdeckung der Grundgesetze der Bakteriologie und ihrer praktischen Anwendung durch **Louis Pasteur** (1822 – 1895), **Robert Koch** (1843 – 1910) und **Emil von Behring** (1854 – 1917).

Pasteur verdanken wir die Methode des Gebrauchs geschwächter Bakterienkulturen zu Vaccineherstellung[56], den Nachweis der Existenz krankheitserregender Keime in der Luft und im besonderen Maße die Einführung der Sterilisation. Seine Entdeckung machte weiterhin die Einführung antiseptischer Wundbehandlung mit desinfizierenden Substanzen durch den englischen Chirurgen Joseph Lister (1827 – 1912) möglich. Robert Koch verdanken wir außer der Entdeckung einer größeren Anzahl von Krankheitserregern, die Technik der angewandten Bakteriologie, von Behring gab uns das Wissen um die Schaffung von Antitoxinen[57] im Blutserum von Tieren, die vorher durch spezifische Toxine immunisiert worden waren.

Erste Schritte auf dem Weg zu einer antibakteriellen Therapie gelangen einem Mitarbeiter Emil von Behring. **Paul Ehrlich** (1854 – 1915) war von der Entdeckung des Diphtherieanti-toxins fasziniert und bemühte sich um die Klärung seiner Wirkungsweise. Ehrlich schloss, dass sich eine besondere Haftgruppe (Haptophorengruppe) am Toxinmolekül – analog zum Schlossprinzip – an eine entsprechende Rezeptorgruppe der Körperzelle anlagere und erst dort ihre toxische Wirkung entfalten könne. Auf solche Bindungen reagieren die Körperzellen durch die Bildung und Ausstoßung immer neuer Rezeptoren ins Blutplasma. Ehrlich postulierte, dass es auch bei der Herstellung chemischer Heilmittel möglich sein müsse, solche Haptophoren zu finden, die zu den Körperorganen nur eine geringe Affinität hätten, zu entsprechenden Rezeptorgruppen aber eine vergleichsweise hohe.

Berühmte Apotheker: Friedrich Böttiger, Carl Spitzweg und August Oetker*

Friedrich Böttiger (1682 – 1719) war Apothekergehilfe, kam in den Ruf eines Goldmachers und wurde von August dem Starken in Dresden in Gewahrsam genommen. In dieser Zeit hatte er einen rettenden Geistesblitz. Er konnte zwar kein Gold herstellen, wie von ihm gefordert worden war, dafür aber entwickelte er bei seinen keramischen Schmelzversuchen das Porzellan. 1710 wurde in Meissen eine Porzellanmanufaktur gegründet, die unter Böttigers Leitung stand.

Der als Maler berühmt gewordene **Carl Spitzweg** (1805 – 1885) war ausgebildeter Apotheker. Bekannt sind bis heute seine kleinformatigen Bilder, in denen er humorvoll gesehene Typen und Szenen der Biedermeier-welt festhielt.

Ein weiterer Pionier der Pharmazie war **August Oetker**. 1862 geboren, legte er ein Praktikum als Apotheker-gehilfe in Stadthagen ab. Anschließend studierte er vier Semester Naturwissenschaften und erwarb eine Apothe-ke in Bielefeld. In dieser Apotheke und in der Bäckerei Müller, aus welcher seine Frau stammte, experimentierte

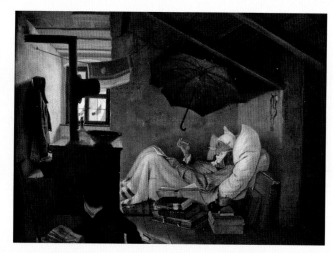

Carl Spitzweg: „Der arme Poet"

er mit Backtriebmitteln. Ergebnis war Backin, das erste Backpulver, das 1893 auf den Markt kam. 1900 baute Oetker eine Fabrik, 1903 ließ er „Backin" patentieren. Es waren diese kleinen Päckchen mit Backpulver, die den Grundstein bildeten für den riesigen Oetker-Konzern, der ab 1947 von seinem Enkel Dr. Rudolf August Oetker weiter geführt wurde.

* Der Große Brockhaus

Abb. 34 | unten
Pillenmaschine zur manuellen
Herstellung von Pillen

Die entstehenden neuen Impulse für die gesamte Heilkunde, insbesondere für die chirurgische Tätigkeit zeigten sich auch in Ulm. Zuerst, nach der Erfindung des Augenspiegels in der Augenheilkunde, und dann, ganz und gar umwälzend, als mit der Narkose die schmerzfreien Operationen möglich wurden. Dauerhafte Erfolge waren erst mit der Erfindung der Anti- und später der Asepsis[58] während des chirurgischen Eingriffs gesichert. Die Chirurgie konnte nicht länger ausschließlich Handwerk sein, sie verlangte theoretisches, an Hochschulen erworbenes Wissen. Die Promotion in Medizin und Chirurgie wurde auch in Ulm obligat. Die bedeutendsten promovierten Chirurgen des 19. Jahrhunderts waren Angehörige der Ulmer Ärztefamilie Palm.

Die Apothekerausbildung im Wandel der Zeit

In der Anfangsperiode der Deutschen Pharmazie war die Apothekerausbildung uneinheitlich. Bis zum Ende des 17. Jahrhunderts enthielten die zahlreichen Erlasse, durch die das Apothekenwesen geregelt wurde, nur recht wage, zumindest aber sehr unterschiedliche Angaben hinsichtlich der Qualifikationen, die von einem zukünftigen Apotheker erwartet wurden. Im Allgemeinen war eine Lehrlingszeit von sechs Jahren vorgeschrieben. Gemäß einem Edikt des Herzogs von Bayern aus dem Jahre 1595 mussten dort von zukünftigen Apothekern bereits ein schriftliches, mündliches und praktisches Examen absolviert werden. Als Prüfer fungierten Ärzte.

Im Verlauf des 18. Jahrhunderts änderte sich diese Situation. Als erste deutsche Hochschule berücksichtigte die Universität Göttingen 1737 die res pharmaceuticae. Während des letzten Drittels des 18. Jahrhunderts begannen die Apotheker selbst, das Niveau ihrer Berufsausbildung zu erhöhen. Eine große Anzahl privater Institute wurde ins Leben gerufen. In Bayern war ab 1808 ein Universitätsstudium für alle Pharmazeuten obligatorisch geworden. Die Einführung der Prüfungsordnung von 1875 bedeutete den Beginn der reichseinheitlichen Hochschulausbildung für Pharmazeuten. Seit 1898 durften auch Frauen zum Pharmaziestudium zugelassen werden. Ab 1921 war das Abitur Vorbedingung.

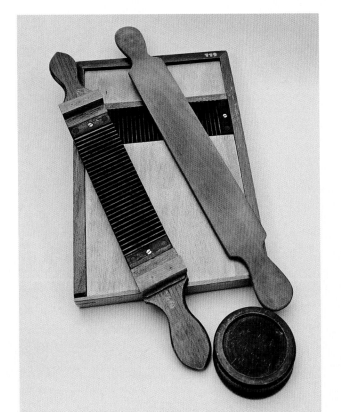

Die Hirsch-Apotheke*

In den Jahren 1842 bis 1844 gab es im Hintergrund ein zähes Ringen um die Errichtung einer fünften Apotheke in Ulm. Im November 1842 hatte dies der Ulmer Oberbürgermeister Christoph Leonhard Wolbach beantragt, wobei eigene familiäre Interessen zugrunde gelegen haben. Die bestehenden Apotheken legten Widerspruch ein. Am 30. Mai 1844 befürwortet der Ulmer Magistrat zunächst die Bewerbung Adalbert Wolbachs, des Sohnes des Bürgermeisters. Dieser hatte sich sogar schon ein Haus gekauft, wo er die Apotheke einrichten wollte. Doch die Kreisregierung durchkreuzte den Plan und erteilte die Konzession einem anderen, dem Apotheker Carl Friedrich Schrade aus Vaihingen an der Enz. Schrade erwarb das sogenannte „Hochladebecken-Haus" in der Hirschstraße (heute: Nr. 21), das seit 1627 als Bäckerhaus nachweisbar ist.

Bis zum Jahr 1891 blieb die Hirsch-Apotheke in Besitz der Familie Schrade und wurde dann abgelöst von einem Verwalter, dem Apotheker Eduard Farr. Zwischen 1912 und 1948 leitet Dr. Paul Maximilian Otto Lechler die Hirsch-Apotheke, ab 1950 Rudolf Lechler, anschließend sein Schwiegersohn Dr. Dieter Benz.

Beim Angriff auf Ulm am 17. Dezember 1944 wurde die Hirsch-Apotheke zerstört und anschließend interimsweise als Not-Apotheke in Wiblingen geführt. Später erfolgte der Wiederaufbau in der Hirschstraße – an fast derselben Stelle.

Inzwischen haben sich unter dem Motto: „Gesund und schön" sieben Apotheken unter der Regie der Hirsch-

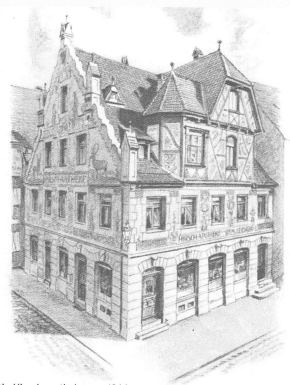

Die Hirschapotheke vor 1944

Apotheke zu einer Cooperation zusammengeschlossen: die Apotheke A4 in Neu-Ulm, die Apotheke in Wiblingen, die Braunland-Apotheke, die Linden-Apotheke in Ulm-Lehr, die Neutor-Apotheke, die Rathaus-Apotheke in Ulm-Jungingen und die Apotheke am Wengentor beim Ulmer Theater.

* Jubiläumsbroschüre der Hirsch-Apotheke

Mit dem Aufstreben der Naturwissenschaften wurde der bisherige Arzneischatz einer kritischen Prüfung unterzogen. Binnen weniger Jahrzehnte entfielen dadurch mehr als zwei Drittel der bislang in den Arzneibüchern vermerkten Rezepturen. Als Apotheker **Friedrich Wilhelm Sertürner** (1783 – 1841) im Jahr 1804 schließlich die erste Pflanzenbase (Alkaloid) entdeckte, das von ihm sogenannte Morphin, und in kürzester Zeit zahlreiche weitere Alkaloide aufgefunden wurden, waren im Zusammenklang mit der beginnenden Industrialisierung die Weichen für einen grundlegenden Umbruch im Apothekenwesen gestellt. Die Gewinnung dieser Wirkstoffe, deren unschätzbarer Vorteil vor allem in der exakten Dosierung lag, war im regulären Apothekenbetrieb so aufwändig, dass sich bald einzelne Apotheker auf deren alleinige Herstellung spezialisierten und ihre Kollegen damit belieferten. Aus diesen Apotheken entstanden die ersten Industriebetriebe, in denen bald nicht mehr nur Wirkstoffe, sondern ab dem Ende des 19. Jahrhunderts auch fertige Arzneimittel produziert wurden.

Apotheke zur Krone und Dr. Gustav Leube*

Die im 17. Jahrhundert gegründete „Apotheke zur Krone", die eng mit den Namen Faulhaber und Leube verbunden ist, befand sich bis 1812 in der Kronengasse. Dr. Ernst Gustav Leube (1808 – 1881) war die bedeutendste Persönlichkeit auf dieser Apotheke. In einer Würdigung* von Rudi Kübler in der Südwest-Presse hieß es:

„Er erblickte am 23. Mai 1808 das Licht der Welt. Als sechstes von acht Kindern von Ernst Leube, Konditor sowie Specerei-Händler, und Katharina Leube, geb. Mayr. Die Mutter starb früh, der Vater hatte große Probleme, die Kinder zu ernähren. Apotheker sollte Gustav werden – so die nahe liegende Idee des Vaters, da die Ehe des Schwagers, des Apothekers Christoph Jakob Faulhaber, kinderlos geblieben war. Also schickten sie den 14-Jährigen nach Heidelberg in die Universitätsapotheke, wo er nicht nur ein hervorragendes Examen als Apothekergehilfe ablegte, sondern auch Vorlesungen in Chemie, Botanik und Pharmazie besuchte. Schon immer hatte er auf Wanderungen und Ausritten auf die Schwäbische Alb Steine gesammelt und untersucht. Besonders die Gesteinsschichten hatten es ihm angetan. Nach einem Jahr bei seinem Onkel in der Apotheke zur Krone zog es ihn an die Uni Tübingen, um dort das Staatsexamen „in der Apothekerzunft" zu absolvieren. Er unterrichtete ehrenamtlich als Chemielehrer, hielt Vorträge, veröffentlichte seine Erkenntnisse und wurde von der Uni Tübingen auf Grund seiner Dissertation zur Geognostik der Schwäbischen Alb 1839 zum Doktor der Philosophie promoviert. So war er der erste Apotheker in Deutschland mit einem Doktortitel. Das Studium des Bergbaus in Freiberg folgte, danach begab er sich auf Studienreisen: Er besichtigte Industrieunternehmen in Norddeutschland und in Dänemark. 1832 übernahm Leube die Apotheke von seinem Onkel Christoph Jakob Faulhaber. Ab 1835 widmete er sich zusammen mit seinen Brüdern verstärkt und erfolgreich der Herstellung von Zement aus den Kalksteinbrüchen des westlich von Ulm gelegenen Blautals. Leube experimentiert mit hydraulischem Kalk und wusste auch seine Erfindung gleich praktisch umzusetzen. So ließ er 1832 vor der Apotheke *ein Trottoir* verlegen *von einem Simri hydr. Kalk und 2 Simri Kies. Ohne Zweifel wird die Anwendung von Trottoirs allgemein in der Stadt werden*, mutmaßte Leube nicht zu unrecht.

Mit seinen Brüdern Dr. Wilhelm und Julius Leube gründete er die erste Zementfabrik Süddeutschlands. 1839 war das Zementwerk im Blautal fertig gestellt, schon im Jahr darauf lieferte es den Zement für den Fußboden im Ulmer Münster. Der Bau der Bundesfestung in Ulm und Neu-Ulm brachte dem Werk einen bedeutenden Aufschwung. Leube konnte enorme Gewinne erzielen und war zu jener Zeit der wohlhabendste Mann in Ulm. Er ruhte aber nicht auf seinem Lorbeer aus. 1858 war er maßgeblich am Bau der Ulmer Gasfabrik beteiligt, er war Gründungsmitglied der Ulmer Gewerbebank (1858) als der Vorläuferin der Volksbank sowie des Vereins für Mathematik und Naturwissenschaften (1865).

Leube war auch in anderer Hinsicht ‚produktiv': Er hatte vier Kinder, 19 Enkel und 53 Urenkel. Offensichtlich von Kalkül bestimmt war die Heiratspolitik der Familie: Drei seiner Brüder heirateten Schwestern seiner Frau.

Gustav Leube starb am 15. November 1881 in Ulm. Sein Grabmal im Alten Friedhof in Ulm wurde 2003 wiederentdeckt und restauriert. Heute noch existent ist die Firma Leube-Baustoffe in Gartenau bei St. Leonhard in Österreich."

Das Inventar der Apotheke zur Krone wurde 1901 von Gustav Leube jun. dem Ulmer Museum gestiftet und befindet sich nun im Deutschen Apothekenmuseum im Heidelberger Schloss.

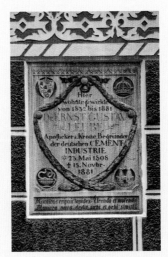

Tafel am Haus Kronengasse 5, die an Gustav Leube erinnert, mit dem lateinischen Text: „Montibus eripuit lapides" – er hat Steine aus den Bergen gebrochen.

* Rudi Kübler: „Apotheker, Fabrikant, Chemiker, Geologe, Naturforscher, Kunstfreund und Politiker – Gustav Leube war ein äußerst umtriebiger Mann", in Südwest-Presse Ulm, 23.5.2008, SWP

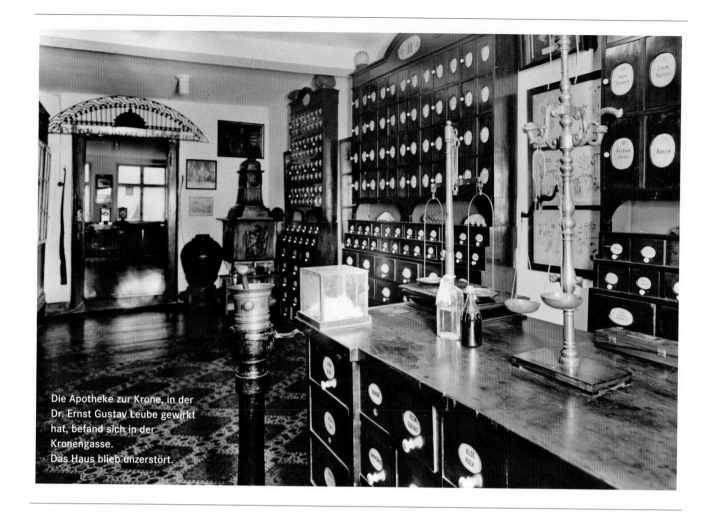

Die Apotheke zur Krone, in der Dr. Ernst Gustav Leube gewirkt hat, befand sich in der Kronengasse.
Das Haus blieb unzerstört.

Apotheker im 19. Jahrhundert auf der Löwen-Apotheke

ab 1790	**Georg Litzel**
ab 1814	**Johann Gottlieb Stahl**
ab 1829	**Jakob Friedrich Wacker**
ab 1850	**Leonhard Martin Kölle**
ab 1864	**Dr. Karl Wacker**
ab 1895	**Dr. Karl Wacker, Sohn**

Die Ära der Industrialisierung bringt auch in der Pharmazie gewaltige Umbrüche: den Wandel von der Naturheilkunde zu den ersten synthetischen Arzneimitteln. In zunehmendem Maße werden die Arzneimittel jetzt in Fabriken hergestellt. Im 19. Jahrhundert erhält die Apotheke in der Langen Gasse ihren heutigen Namen: Löwen-Apotheke.

Johann Gottlieb Stahl

Johann Gottlieb Stahl[59] (2.4.1792 – 21.12.1828) war ab 1814 auf der „Apotheke zum Löwen", als die sie nun im Kaufbuch geführt wird. Geboren 1792 als Sohn des Handelsmannes Karl Wilhelm Benjamin Stahl in Böblingen, konnte er kurz nach seiner Verheiratung mit der Apothekertochter die Apotheke samt Einrichtung und Waren von seiner Schwiegermutter erwerben. Der Kaufpreis betrug 16.000 Gulden. Die Übergabe der Apotheke war am

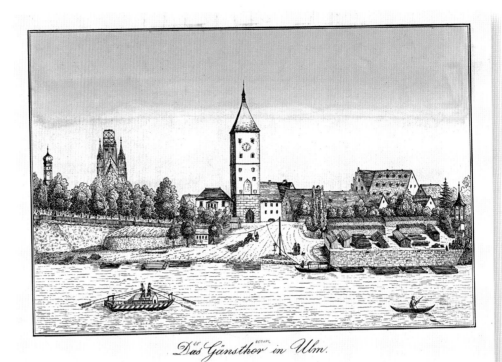

Abb. 35
„Das Gänsthor in Ulm" um
1870. Hier plante der Apotheker Stahl, sein Labor zu
errichten

Das Gänsthor in Ulm.

1. August 1814 erfolgt, der Kauf wird am 10. November 1814 verbrieft. Im Kaufbuch sind
wiederum die auf der Apotheke ruhenden Pfandschulden, diesmal 7.500 Gulden, vermerkt.
Die Verkäuferin behielt sich ein lebenslängliches Wohnrecht für sich sowie für ihre Tochter
Katharina bis zu deren Heirat vor.

Seine wirtschaftliche Situation erlaubte es dem Löwen-Apotheker, seine Schulden rasch zu
tilgen. 1828 plante er, außerhalb des Gänstors an der Donau ein Labor zu errichten, um
Platz in der Apotheke zu gewinnen. Der Plan scheiterte aber an den Kosten. Kurz danach
verstarb Apotheker Stahl. Am 20. Mai 1829 kam die Löwen-Apotheke wieder in andere
Hände.

Jakob Friedrich Wacker

Der aus Hildrizhausen stammende Jakob Friedrich Wacker[60] (8.2.1796 – 27.3.1848) übernahm diese am 20. Mai 1829. Seine Eltern waren der Chirurg Johann Michael Wacker und
dessen Ehefrau Dorothea, geb. Dingler.

Der Kaufpreis der Apotheke beträgt nun 41.000 Gulden. In diesem Betrag spiegelt sich die
gewaltige Steigerung der Realitätenpreise innerhalb kurzer Zeit wider. Apotheker Wacker
konnte davon 21.000 Gulden bar entrichten. Der Rest wurde den hinterlassenen Kindern
des Vorbesitzers auf dem Anwesen versichert.

Wacker heiratet 1829 Auguste Miller, die Tochter des Oberfinanzrates Carl Christian Miller
aus Stuttgart. Er hat so gut gewirtschaftet, dass er innerhalb von 15 Jahren die restlichen
Schulden tilgen konnte. Als er 1848 für immer die Augen schließt, hat er ein ansehnliches
Vermögen angespart. Wackers Witwe lebte noch bis 1864.

Martin Kölle

Die Apotheke kommt 1850, zwei Jahre nach Wackers Tod, in die Hände des Apothekers Martin Kölle[61] (5.8.1820 – 1.10.1877), der im gleichen Jahr des Vorbesitzers Tochter Emilie heiratet. Er ist am 5. August 1820 in Ulm geboren, sein Vater war hier als Kaufmann tätig.

Der Kaufvertrag wird bereits am 3. Juni 1848 abgeschlossen. Darin ist vermerkt, dass nach Maßgabe einer von den Apothekern in Ulm geschlossenen Übereinkunft jeder der Apotheker alljährlich eine der öffentlichen Krankenanstalten zu beliefern hat.

Kölle behielt die Apotheke bis Anfang des Jahres 1864 und trat sie dann an seinen Schwager ab, den Hofrat Dr. Karl Hermann Wacker[62].

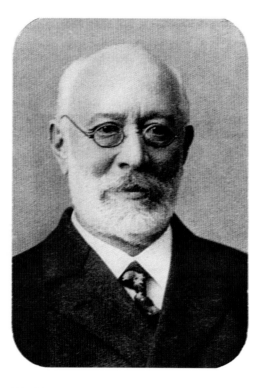

Abb. 36
Hofrat Dr. Karl Hermann
Wacker

Dr. Karl Hermann Wacker

Karl Hermann Wacker (16.9.1837 – 2.5.1908) besaß einen hervorragenden Ruf in der Stadt, galt als besonders begabt, rührig und einflussreich.

1837 im Haus der Apotheke geboren und darin aufgewachsen, absolvierte er seine Lehrzeit in Ravensburg und das anschließende Pharmaziestudium in München und Tübingen. In München belegte er Vorlesungen auch bei Justus von Liebig, dem bedeutenden Lebensmittelchemiker und Erfinder des Fleischextrakts. 1860 legte er die Apothekerprüfung und das Staatsexamen ab. Ein Jahr darauf erwarb er sich den Doktortitel, ging dann nach Genf und legte nach seiner Rückkehr nach München auch das Staatsexamen für Bayern ab. 1864 übernahm er von seinem Schwager Kölle die väterliche Apotheke.

Er heiratete Johanna Emilie Kölle, eine Ulmer Kaufmannstochter. Sie bekamen zwei Kinder, Karl (geb. 1867) und Klara (geb. 1870). 1866 wurde Dr. Wacker in den Gemeinderat gewählt, dem er 36 Jahre angehören sollte. Er war dort für alle Gesundheitsfragen zuständig und befasste sich intensiv mit der Trinkwasseruntersuchung, was ihm überörtliche Bekanntheit einbrachte.

Zu jener Zeit gab es auf der Alb noch keine Frischwasserversorgung. Man sammelte Regenwasser in sogenannten „Hülen" (Teichen), deren Wasserqualität als Trinkwasser oft ungeeignet war. Ulm hatte es da besser. Hier konnte Quellwasser in Brunnen gefasst werden. Untersuchungen der Wasserqualität hatte schon Dr. Gustav Leube, der Apotheker der Apotheke zur Krone, vorgenommen. Dr. Wacker erweiterte das Analysespektrum, erfasste beispielsweise auch den Härtegrad.

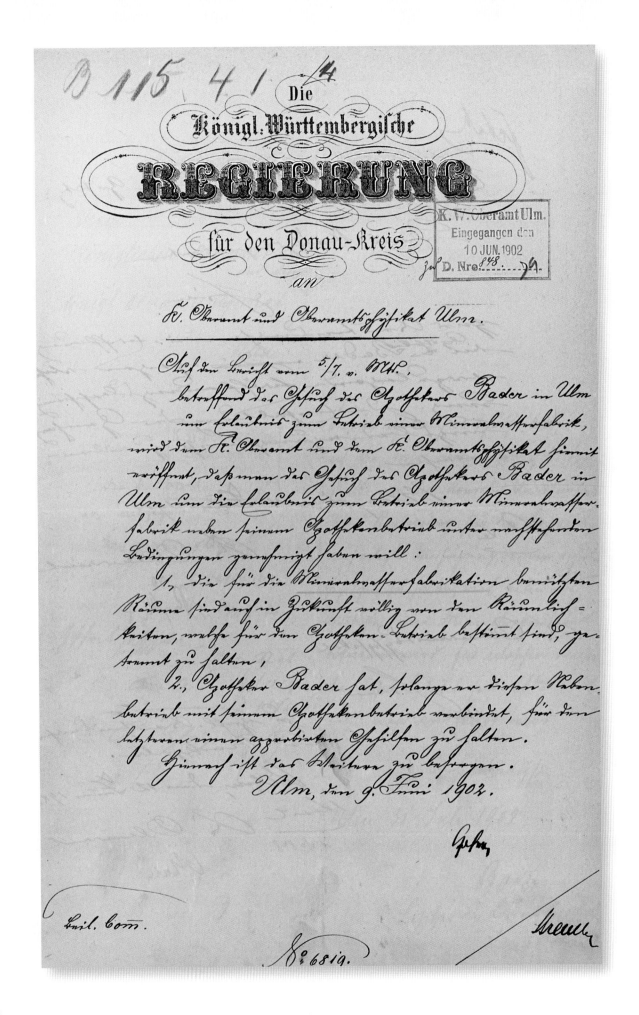

B 115 4 1 ⁴⁄₄

Die

Königl. Württembergische

REGIERUNG

für den Donau-Kreis

an

K. Oberamt und Oberamtsphysikat Ulm.

_____

Auf den Bericht vom 5/7. v. Mts.,

betreffend das Gesuch des Apothekers Bader in Ulm
um Erlaubniß zum Betrieb einer Mineralwasserfabrik,
wird dem K. Oberamt und dem K. Oberamtsphysikat hiemit
eröffnet, daß man das Gesuch des Apothekers Bader in
Ulm um die Erlaubniß zum Betrieb einer Mineralwasserfabrik neben seinem Apothekenbetrieb unter nachstehenden
Bedingungen gewähren haben will:

1., die für die Mineralwasserfabrikation benützten
Räume sind auch in Zukunft völlig von den Räumlichkeiten, welche für den Apotheken-Betrieb bestimmt sind, getrennt zu halten;

2., Apotheker Bader hat, solange er diesen Neben-
betrieb mit seinem Apothekenbetrieb verbindet, für den
letzteren einen approbierten Gehülfen zu halten.

Hienach ist der Bittsteller zu bescheiden.

Ulm, den 9. Juni 1902.

Gehr

Emil. Com.

Nº 6819.

Teils von weiter erreichten ihn nun Wasserproben. Aus München werden ihm Wasserproben der Brunnen vom Augustinerbräu, vom Leistbräu, vom Hofbräuhaus und auch aus der Isar geschickt. Sogar aus dem Ausland landen Wasserproben in Dr. Wackers Labor zur Untersuchung, übermittelt von der „New River Water Compagnie in London", von „East London Water" sowie von der Vauschau Compagnie, die ihm Themse-Wasser vorlegt. 1869 gründet Wacker das **„Untersuchungsamt für Nahrungs- und Genussmittel"**, das erste im Königreich Württemberg. Hierfür wird Dr. Wacker vom König von Württemberg mit dem Titel Hofrat ausgezeichnet.

Sein Zuständigkeitsgebiet für die Nahrungsmittelkontrolle umfasst schließlich die Stadt Ulm mit der Vorstadt Söflingen, die Schwesterstadt Neu-Ulm, sowie die Städte Aalen und Kirchheim unter Teck.

Auch Weinuntersuchungen werden von Wacker vorgenommen. Als bald schon der Platz in den Räumen der Löwen-Apotheke nicht mehr ausreicht, bezieht die „Untersuchungsanstalt" Räumlichkeiten in der Steingasse 2 auf dem Areal der heutigen Spitalhof-Schule. Später geht sie in städtische Verwaltung über.

20 Jahre lang unterrichtet Wacker an der Ulmer Frauenarbeitsschule, 30 Jahre lang ist er Lehrer an der Haushaltungsschule in Erbach, 35 Jahre lang Vorstand des Schulrats der Fortbildungsschulen, 29 Jahre Mitglied der Ulmer Feuerwehr – davon zwölf Jahre ihr Kommandant. Außerdem ist er Apotheken-Visitator und -Revisor.

Nach Prüfung vieler Auflagen vom Königlichen Ministerium des Inneren gründet Wacker im Jahr 1886 die **Homöopathische Central-Apotheke**.

Eine Homöopathische Centralapotheke hatte viele Voraussetzungen zu erfüllen, musste eine große Anzahl von Urtinkturen vorrätig halten, ferner gesonderte Gerätschaften zur Herstellung homöopathischer Globuli, Tinkturen oder Verreibungen. Auch musste die homöopathische Abteilung von den anderen Räumlichkeiten der Apotheke abgetrennt sein. Dies war nach dem von Samuel Hahnemann herausgegebenen Homöopathischen Arzneibuch Vorschrift. So dauerte die Zulassung drei Jahre, zumal Hahnemanns neue Lehre noch äußerst umstritten war und angefeindet wurde. Die beiden getrennten Eingänge der Apotheke, die noch heute bestehen, stammen aus dieser Zeit.

1895 übergibt Karl Wacker die Apotheke an seinen Sohn Dr. phil. Karl Wacker und widmet sich ausschließlich der Leitung der von ihm ins Leben gerufenen Untersuchungsanstalt. Die Stadt Ulm ernennt Dr. Wacker 1907 zum Ehrenbürger. Zur Aushändigung der Urkunde kam es aber leider nicht mehr, da er am 2. Mai 1908 sehr plötzlich nach einer Operation verstarb. Seine Witwe folgte ihm am 3. Januar 1919.

Acht Tage nach seinem Tode erkundigte sich Zeichenlehrer Unger bei der Stadtverwaltung, was jetzt mit der seit fünf Wochen fertigen Ehrenbürgerurkunde samt Ledermappe geschehen solle, nachdem er trotz häufiger Anfragen den Text bis heute nicht habe.

Im Nachruf einer örtlichen Tageszeitung vom 14. November 1907[63] auf diesen rührigen Bürger heißt es:

„Hofrat Dr. Carl Wacker war Stellvertreter des Oberbürgermeisters in den Jahren 1867 – 1905 und führendes Gemeinderatsmitglied. Nie hat eine Stadt einen solchen Hofrat gehabt, einen unbestallten ‚OB-Vertreter h.c.‘, der sich um alles und jedes kümmerte. Nebenberuflich, als Broterwerb, Inhaber der Löwen-Apotheke. Hauptberuflich Inhaber vieler undotierter Ehrenposten, die er mit Enthusiasmus, Ehrgeiz und Selbstaufopferung ausfüllte. […] Was auch passierte, er war immer dabei. Ob Industrieausstellung oder Münsterfeste, er organisierte. Des Königs Tochter heiratet, Wacker überbringt Perserteppich und silberne Kandelaber. Einweihung des Rathausneubaus – Wacker erhält vom anwesenden König Orden. Er verfasst Erinnerungsblätter über sämtliche Stadtvorstände und Gemeinderatsmitglieder von 1836 – 1900 und schenkt sie der Stadt.

Im Schenken ist er groß. Dem Gymnasium vermacht er seine reichhaltige Mineraliensammlung und der Stadt eine wertvolle Münzsammlung. Er verweist auf den schlechten Zustand des Trinkwassers und veranlasst Quellwasserversorgung. Er sorgt als erster in Württemberg für die Errichtung eines Labors zur Untersuchung von Nahrungs- und Genussmitteln.“

Dr. phil. Karl Wacker

1895 übernimmt Wackers Sohn Karl die Apotheke. Mit deren Besitz geht auch die Mineralwasserfabrik an ihn über.[64] Da er sich keiner guten Gesundheit erfreut, kann er die vielseitigen Aufgaben seines Vaters nicht alle übernehmen. Dr. Karl Wacker jun. legt daher im Jahr 1902 die Apotheke in andere Hände.

Das 20. Jahrhundert

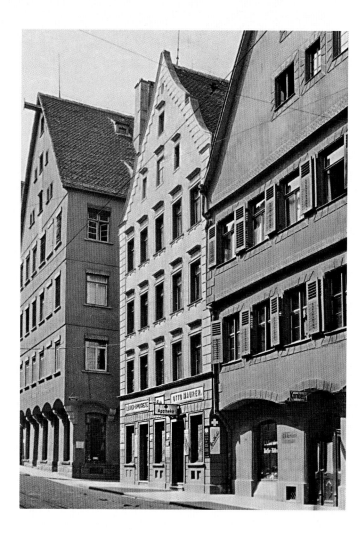

Das Jahrhundert der Extreme

Die Bevölkerung Ulms litt in den ersten Jahren der Weimarer Republik unter den Folgen des verlorenen Ersten Weltkrieges. Lebensmittelteuerungen, Nahrungsmittelknappheit, Arbeitslosigkeit, Kohlen- und Wohnungsmangel bestimmten den Alltag der Menschen. Vor allem die galoppierenden Lebensmittelpreise riefen Zorn und Wut hervor, die sich am 22. Juni 1920 entluden, als eine aufgebrachte Menge das Rathaus stürmte.

Nach der Machtübernahme der Nationalsozialisten am 30. Januar 1933 wurde die Demokratie auch auf der kommunalen Ebene beseitigt. Im Sommer 1933 wurden alle kommunistischen und sozialdemokratischen Parteiorganisationen, Arbeiterkulturvereine und Gewerkschaften verboten, und die bürgerlichen Parteien lösten sich auf. Im Fort Oberer Kuhberg wurde 1933 ein Konzentrationslager eingerichtet, das 1935 wieder aufgelöst wurde. Während der Reichspogromnacht vom 9. auf den 10. November 1938 wurde die Ulmer Synagoge in Brand gesteckt. Obwohl nur leicht beschädigt, wurde sie wenig später abgerissen. Im Zweiten Weltkrieg wird die Stadt Ende 1944 und Anfang 1945 mehrfach bombardiert. Der schwerste Bombenhagel geht auf die Ulmer am 17. Dezember 1944 nieder.

707 Menschen verloren ihr Leben, 613 wurden verletzt, rund 25.000 verloren das Dach über dem Kopf. Nach dem Krieg ist die Innenstadt zu 81 Prozent zerstört, von ursprünglich 12.756 Gebäuden sind nur 1.763 unversehrt. 4.400 Ulmer haben während des Krieges den Tod gefunden.

Das Kriegsende 1945 bedeutete auch für Ulm Ende und Wende, einen tiefen geschichtlichen Einschnitt, der aus dem Untergang des NS- Staates, der Niederlage Deutschlands im Zweiten Weltkrieg und der Besetzung durch alliierte Truppen resultierte. Rasch geht es mit Ulm wieder aufwärts: 1951 wird mit der Erschließung des Industriegebiets Donautal begonnen. 1955 öffnete die Hochschule für Gestaltung ihre Pforten, 1960 begann die Ingenieurschule – seit 1972 Fachhochschule – mit dem Unterricht. 1967 wird die Universität gegründet. Sie entwickelt sich zusammen mit der Fachhochschule zum Kern der Wissenschaftsstadt. Einen bedeutenden Flächen- und Bevölkerungszuwachs erlebt die Stadt durch die Eingemeindungen in den Jahren 1971 bis 1975. Im Jahr 1980 wird Ulm durch Überschreiten der 100.000-Einwohnergrenze zur Großstadt.

Medizingeschichte – Fortschritt in Diagnostik und Therapie

Bis in die 1880er Jahre hatten ganz überwiegend die Kommunen die Lasten der Armenfürsorge zu tragen. Sie definierten, wer als arm galt, und entschieden, welche Unterstützung ihm gewährt wurde. Die **Einführung des Sozialversicherungswesens** in den 1880er Jahren markierte die Anfänge moderner staatlicher Sozialpolitik im Deutschen Reich, die allerdings zunächst noch einen sehr bescheidenen Umfang hatte. Auf kommunaler Ebene wurde die Armenpflege um 1900 modernisiert und professionalisiert; in Ulm beispielsweise durch die Anstellung eines Stadtarztes, eines Schularztes und von Gemeindehebammen, sowie durch die Einrichtung der „Karl-Olga-Heilanstalt" für hauptsächlich arme Kinder, der Schulzahnklinik und des städtischen Arbeitsamtes.

In Ulm übernahmen **Frauenvereine**, wie der 1903 gegründete deutsche Evangelische Frauenbund und der seit 1910 existente Verein „Frauenbildung- Frauenstudium" soziale Aufgaben wie die Krankenspeisung in der Dürftigen Stube und den Betrieb einer Nähschule für ledige Mütter.

Überblickt man den Stand der Heilkunde im 20. Jahrhundert, beeindruckt der Kontrast zu früheren Jahrhunderten. Verheerende Seuchen, wie Pocken, Cholera oder Diphtherie, die noch im 19. Jahrhundert unter der Bevölkerung wüteten, sind nun in weiten Teilen der Erde selten oder unbekannt. Die Sichtbarmachung verborgener Teile des Körpers ist in der diagnostischen Methodik ein alltäglicher Vorgang geworden. Gegen Infektionen, die vor dem keine Hoffnung mehr zuließen, gibt es eine Vielzahl **antibiotischer Medikationen**. **Operationsverfahren** haben Hirnschale, Brusthöhle, Herz und Blutgefäße dem Zugriff der Chirurgen eröffnet. Unheilbar erkrankte Organe werden mittels Verpflanzung gesunden Gewebes erneuert oder durch mechanische Vorrichtungen ersetzt. Die Vorgänge innerhalb der Zelle, der Grundeinheit des Körpers, sind der Untersuchung auf physikalischem und chemischem Wege zugänglich gemacht worden. In historischer Sicht freilich ist die Mehrzahl dieser außergewöhnlichen Innovationen hauptsächlich darauf zurückzuführen, dass frühere Auffassungen und Erkenntnisse auf bemerkenswerte Weise erweitert und vervollkommnet werden konnten.

Aus den zahlreichen Neuerungen, die das 20. Jahrhundert prägen, können im Rahmen dieser kurzen Schilderung nur einige stichpunktartig ausgewählt werden.

Neue Diagnostik:

- Strahlendiagnostik: Röntgenographie, Computertomographie, Kernspintomographie
- Elektrographische Diagnostik: Elektrokardiographie[65], Elektroenzephalographie[66]
- Genetische Diagnostik
- Endoskopie

Neue Therapie:

- Strahlentherapie
- Chirurgie: Weiterentwicklung der prothetischen und plastischen Chirurgie, Hirnchirurgie, Chirurgie des offenen Herzens, Organtransplantation
- Stammzellforschung
- Internistische Therapie: antiinfektiöse Therapie, pharmakologische Beeinflussung der Organfunktionen, Notfall- und Intensivmedizin, künstliche Niere, Schrittmacher, Zytostatikatherapie[67]
- Gynäkologie: hormonelle Kontrazeption, pränatale Diagnostik und Therapie
- Psychoanalyse/Psychotherapie

Diese Aufzählung erhebt keinen Anspruch auf Vollständigkeit. Jedoch muss erwähnt werden, dass in den großen politischen Krisenzeiten des durch Weltkriege und Diktaturen bestimmten Jahrhunderts Ärzte dem Reiz des rücksichtslosen Humanexperiments nicht immer widerstehen konnten. Es entstand jedoch vor diesem Hintergrund auch eine neue Ethik der Medizin, der aufgeklärte und autonom entscheidende Patient wurde als Gegenbild einer paternalistischen[68] Medizin entworfen.

Das 1891 durch Zusammenlegung des bisherigen Allgemeinen Krankenhauses mit dem Dienstbotenkrankenhaus entstandene Stadtkrankenhaus entsprach nicht mehr den Anforderungen, die an ein modernes Krankenhaus des 20. Jahrhunderts gestellt wurden. Investitionen waren nötig, um Operationsgelegenheiten zu schaffen, die den neuen Erfordernissen gerecht wurden. Der beklagenswerte Zustand zwang zum **Neubau auf dem Safranberg,** der 1912 in Betrieb genommen wurde. Das Haus hatte 241 Betten, bei einstweiligem Weiterbetrieb von 100 Betten für venerische Erkrankungen im alten Spital. Neben dem städtischen Krankenhaus gab es in Ulm eine Reihe von **Privatkliniken** wie z. B. die Augenkliniken von Dr. Holl und Dr. Kauffmann, die chirurgische Privat-

Deutschlands erste Apothekerin* – Magdalena Neff

Sie hieß Magdalena Meub und arbeitete in der Löwen-Apotheke in Ehingen. 1881 in Karlsruhe als Tochter des Bäckermeisters Meub geboren, hatte sie einen Vater mit außergewöhnlichen Einstellungen. Nicht nur, dass er ihr ermöglichte, das erste deutsche, in Karlsruhe ansässige Gymnasium für Mädchen zu besuchen, wo sie 1899 mit drei Mitschülerinnen das Abitur bestanden hat. Sondern, er ebnete ihr auch den Weg, als sie sich für ein Studium der Pharmazie entschied. Vor dem Studium stand eine fünfjährige Ausbildung: zwei Lehr- und drei Gehilfenjahre. Bereits diese Etappe war sehr steinig, da viele Apotheker keine weiblichen Gehilfen ausbilden wollten, geschweige denn anstellen. Da das Gehalt der Apothekerinnen geringer war, fürchteten die männlichen Kollegen um ihre Arbeitsstellen.

Ihr Weg führte noch weiter und Meub begann ein Hochschulstudium an der Technischen Hochschule in Mannheim, wo sie in ein Wechselbad der Gefühle geriet. „Da waren die Studenten, die sie mit ätzendem Spott bedachten, und andere, die ihr zu Füßen lagen", erinnert sich ihr Enkel Dr. Rüdiger Rombach.

Neff kämpfte sich auch hier durch und schloss das Examen schließlich mit Auszeichnung ab. 1906 heiratete sie den Apotheker und Arztsohn Adolf Neff, der mit ihr studiert hatte. Das Ehepaar kaufte in Ehingen die Löwen-Apotheke und führte diese fortan gemeinsam. 1907 kam Tochter Hildegard auf die Welt. Magdalena Neff gab ihren Beruf trotzdem nicht auf und blieb in der Apotheke.

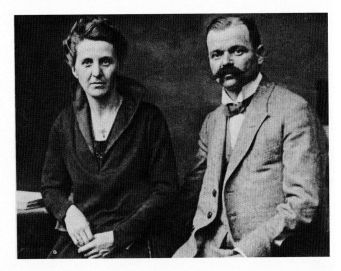

Magdalena Neff, geb. Neub, mit Ehemann Adolf

„Fleiß und hervorragende Leistungen, Liebe zum Apothekerberuf, gepaart mit dem Willen zu steter Dienst- und Hilfsbereitschaft, erfüllten das berufliche Leben von Neff. Sie wurde zur Bahnbrecherin für den Apothekenberuf als Frauenberuf", hieß es 1964 in einer Laudatio beim Deutschen Apothekertag in Hamburg, wo Magdalena Neff die Lesmüller-Medaille erhielt. Eine weitere Besonderheit im Rahmen dieser Ehrung: Zur Medaille gratulierte Bundesgesundheitsministerin Dr. Elisabeth Schwarzhaupt, die erste Ministerin der Bundesrepublik.

Magdalena Neff starb 1966. Die Apotheke war bereits seit 1954 aus Altersgründen verpachtet worden, 1967 wurde sie von ihrem Enkel Dr. Rüdiger Rombach übernommen.

* SüdwestPresse Ulm vom 31.12.2011, Julia-Maria Bammes

klinik Dr. Ahrens und Dr. Benischeck, die Privatklinik Sanitas, das Charlottenhaus, das Bethesdahaus, die Heimklinik, das Johanneum, das Elisabethenhaus und die private Nervenklinik Dr. Rueff. Diese Kliniken waren in ihrer Zeit unentbehrliche und weit über die Grenzen Ulms hinaus geschätzte Einrichtungen.

Der Zweite Weltkrieg und die Zeit danach brachten für das gesamte Ulmer Krankenhauswesen veränderte Verhältnisse. Wohl entstanden noch neue Privatkliniken, so die Urologische Privatklinik Dr. Hösel im Johanneum und auf dem Michelsberg die chirurgische Privatklinik Dr. Bertele.

Eine völlig neue Situation, für den kommunalen wie für den privaten Bereich, ergab sich dann mit der **Gründung der Universität**, als das städtische Krankenhaus am Safranberg zusammen mit den Kliniken auf dem Michelsberg Universitätskliniken wurden, deren Träger nicht mehr die Stadt Ulm, sondern das Land Baden-Württemberg ist. Von den früheren Privatkliniken besteht inzwischen nur mehr das Bethesdahaus als geriatrische Klinik. Binnen weniger Jahrzehnte sank die Zahl der über viele Jahrhunderte lang ausschließlich in der Apotheke gefertigten Arzneimittel auf einen kleinen Prozentsatz ab. Das Herstellungsmonopol für Arzneimittel war von der Apotheke auf die pharmazeutische Industrie übergegangen. Anstatt Arzneimittel selbst herzustellen, beschäftigt sich die Apotheke heute zunehmend mit der Prüfung der Qualität und Identität von Arzneimitteln, der sachgerechten Lagerung und Abgabe und vor allem steht die Beratung von Patient und Arzt zur „besonderen Ware Arzneimittel" im Vordergrund. Aber auch heute noch werden täglich in jeder Apotheke Arzneimittel manuell gefertigt, z.B. Salben, Tropfen, Teemischungen etc. Nach Ende des Zweiten Weltkrieges wurde in Westdeutschland die Niederlassungsfreiheit für Apotheker eingeführt, so dass seitdem jeder Apotheker eine Apotheke am Standort seiner Wahl unabhängig vom Bedarf eröffnen kann. Die Apotheke hat sich zu einem leistungsfähigen und modernen Unternehmen gewandelt. In Deutschland versorgen rund 21.500 Apotheken an 365 Tagen im Jahr lückenlos die Bevölkerung mit Medikamenten.

Die Apotheker der Löwen-Apotheke im 20. Jahrhundert

ab 1902	**Georg Louis Bader**
ab 1910	**Otto Maurer**
ab 1934	**Dr. Wilhelm Maurer**
ab 1963	**Pächter Siegfried Beyer**
ab 1971	**Dr. Gerhard Maurer**

Gleich im zweiten Jahrzehnt des 20. Jahrhunderts steht die Löwen-Apotheke vor großen Herausforderungen. Der Erste Weltkrieg mit seinem mörderischen Stellungskrieg bedeutete millionenfachen Tod. Ein Heer von Verwundeten und schließlich von kriegsversehrten Heimkehrern war zu beklagen. Ulm als Garnisonstadt hatte stets auch Lazarette, die pharmazeutisch versorgt werden mussten. Schon während des Waffengangs, aber auch danach, bestimmen Hunger, Mangelernährung und grassierende Krankheiten die Lage der Volksgesundheit.

Die Erweiterung der Rechte für Frauen brachte es mit sich, dass nun auch Frauen den Apothekerberuf erlernen durften.

Gerade mal 21 Jahre später folgte schon der nächste Weltkrieg. Anders als der Erste bringt der Zweite Tod und Zerstörung unmittelbar auch nach Ulm, das mit der verheerenden Bombardierung vom 17. Dezember 1944 sowie mehreren weiteren Angriffen in Schutt und Asche versinkt und die Bevölkerung in Bedrängnis und Not stürzt.

„Löwen-Apotheker" Dr. Wilhelm Maurer gelingt es in dieser Situation in beispielhafter Weise, seinem Auftrag, die Bevölkerung mit Arzneimittel zu versorgen, durch Einsatz seiner Notapotheken nachzukommen.

Der Wiederaufbau der zerstörten Stadt ist eine weitere Herausforderung. Das Domizil der Löwen-Apotheke erstand wieder aus Ruinen, doch der Schlussstein konnte aufgrund restriktiver Bauvorschriften erst 1978 gesetzt werden.

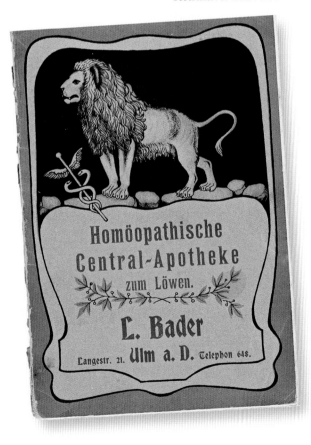

Georg Louis Bader

Georg Louis Bader hatte die Apotheke 1902 als 36-Jähriger gekauft, doch sie blieb nur kurz in seinem Besitz. Am 9. Juni desselben Jahres ging die Mineralwasserfabrik des Dr. Wacker auf ihn über. 1906 baute er die Apothekenräume um und verlegte die Homöopathische Centralapotheke in die jetzigen Räume mit Zugang von der (damaligen) Langestraße, die nach dem Wiederaufbau in die Neue Straße übergehen sollte. Doch schon 1910 verließ er Ulm und zog nach Cannstatt, die Apotheke verkaufte er an seinen Nachfolger Otto Maurer.

Abb. 40
Preisliste der
Homöopathischen Central-
apotheke von Louis Bader

Abb. 41
Das Herzstück jeden Apothe-
kenlabors war der Destillations-
ofen. Dieses Exemplar von 1926
stammt von der Fa. Mürrle,
Pforzheim

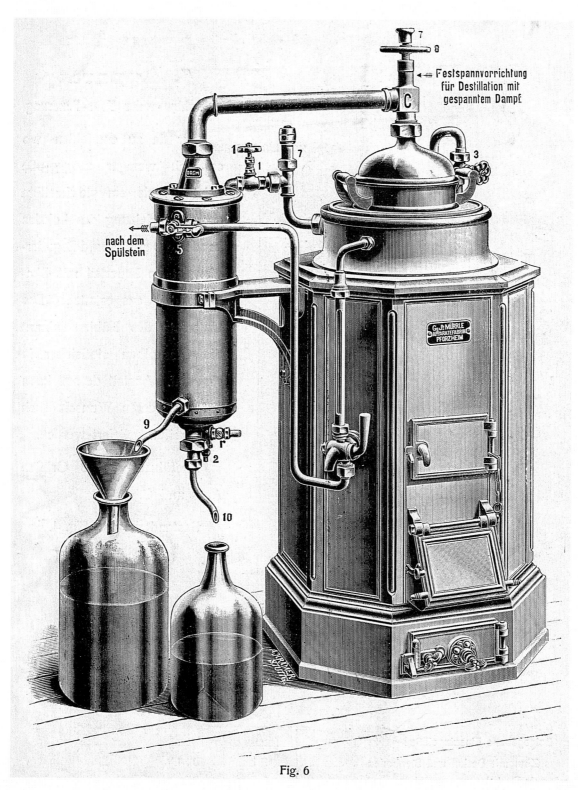

Fig. 6

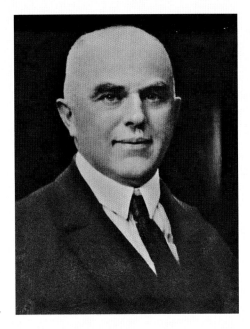

Otto Maurer

Otto Maurer (27.1.1872 – 13.3.1935) wurde am
21. Januar 1872 in Landsberg / Lech geboren.
Sein Vater Kaspar war Eisenbahnunterneh-
mer und Basaltwerkbesitzer in Franken. Seine
Lehrzeit verbrachte er in Heiligenfeld bei
Würzburg. Dort legte er 1893 sein pharmazeu-
tisches Vorexamen ab. Sein Studium begann
Maurer in München und beendete es in Berlin mit dem pharmazeutischen Staatsexamen.
Danach absolvierte er, wieder in München, den Militärdienst. In Vohenstrauss erwarb er
eine Apotheke.

Weil die beiden Kinder Else und Wilhelm auf das Gymnasium gehen sollten, er sie aber
nicht ins Internat schicken wollte, sah er sich in einer größeren Stadt nach einer Apotheke
um. Sein Blick fiel auf die Löwen-Apotheke, die er 1910 von Georg Louis Bader erwarb.[69]

Otto Maurer brachte nach Ulm ein besonderes Produkt mit, eine Einreibung, die in der
Apotheke in Vohenstrauss produziert wurde, der sogenannte **Ölgeist**. Diese alkoholi-
sche Lösung mit durchblutungsfördernden, schmerzstillenden und muskelrelaxierenden
Komponenten stellt Otto Maurer fortan auch in der Löwen-Apotheke her – sie hat sich bis

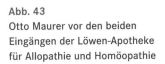

Abb. 43
Otto Maurer vor den beiden
Eingängen der Löwen-Apotheke
für Allopathie und Homöopathie

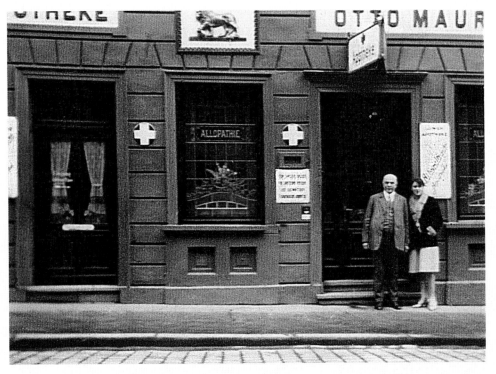

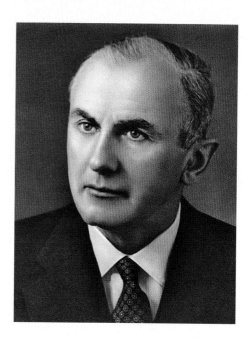

Abb. 42 | links
Otto Maurer

Abb. 44 | rechts
Dr. Wilhelm Maurer

heute als Hausspezialität gehalten.
Er soll ein sehr humorvoller und lebens-
lustiger Mensch gewesen sein – seit seiner
Studienzeit war er bei dem Münchner Corps
Makaria aktiv. Später gehörte er zu den
Geschäftsleuten der Innenstadt, die den Usus
pflegten, sich am späten Vormittag immer
mal wieder zu einem Weißbier im Weißbräu
an der Herdbruckerstraße zu treffen.
Die Familie mit den beiden Kindern Wilhelm und Else lebte im Winter mit dem Haus-
mädchen in den oberen Räumen im Apothekenhaus, den Sommer über jedoch in einer
Villa in der Schadstrasse am Kuhberg.
Otto Maurer litt in höherem Alter an Angina pectoris. Deshalb nahm er 1930 seinen Sohn
Wilhelm als Teilhaber mit in die Apotheke und übertrug sie ihm im Jahr 1934. Er starb am
13. März 1935 während eines Kuraufenthaltes in Baden-Baden.
Wilhelm Maurer (21.6.1904 – 20.5.1963) übernimmt die Löwen-Apotheke 1934 von seinem
Vater Otto Maurer.[70]

Dr. Wilhelm Maurer

Dr. phil. Wilhelm Maurer wurde am 21. Juni 1904 in Vohenstrauss (Oberpfalz) geboren,
absolvierte 1922 das Gymnasium in Ulm, lernte in der väterlichen Apotheke und studierte dann in Würzburg und München Pharmazie. Dort trat auch er dem Corps Makaria
München bei. Er legte 1927 das pharmazeutische Staatsexamen in München ab, studierte
anschließend Gärungsbakteriologie in Kiel, wo er auch 1929 promovierte. Danach arbeitete
er in der Reichsadlerapotheke Berlin und trat 1930 in die väterliche Apotheke ein, wo er am
1. Januar 1934 als Teilhaber aufgenommen wurde.

Am 7. April 1934 heiratete er die Tochter Senta des Fabrikantenehepaares Gustav und Aline
Roessle, geb. Schaal, aus Balingen. Die Eheleute hatten vier Söhne und eine Tochter. Der
erste Sohn starb an einem Geburtsfehler bereits im ersten Lebensjahr.

Nach dem Tod von Otto Maurer am 13. März 1935 übernahm Wilhelm Maurer die
väterliche Apotheke und engagierte sich darüber hinaus vielfältig in der Stadt. So war er
2. Kreisvorsitzender des Roten Kreuzes in Ulm und Kirchengemeinderat der Münstergemeinde. Ihn prägte ein starker Familiensinn, weshalb er zahlreiche Familientage organisierte.
Im Krieg wurde er als Apotheker eingezogen und musste am Ulmer Lazarett Dienst tun.
Die Familie Maurer wohnte am Michelsberg.

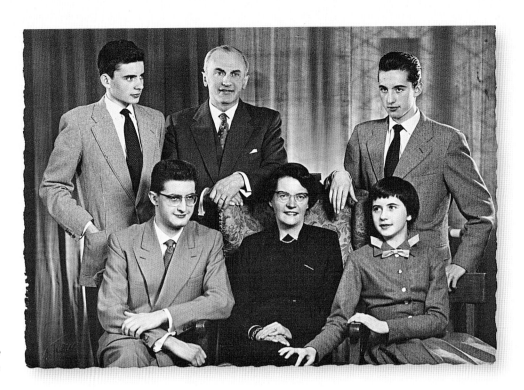

Abb. 45
Familie Maurer, v.l.n.r. Günter,
Rainer, Wilhelm, Senta, Ingrid,
Gerhard, ca. 1958

Als während des Krieges die Bombardierung der Städte zunahm, zog die Familie Maurer 1943 nach Böttingen auf die Alb in ein Austraghäuschen, wo in einem Lagerraum eine Notapotheke mit den wichtigsten Arzneimitteln eingerichtet wurde.

Der Leitspruch von Wilhelm Maurer war: „Salus aegroti-suprima lex" – Das Wohl des Kranken ist das oberste Gebot, und so sorgte er in diesen unsicheren Zeiten vor, falls seine „Löwen-Apotheke" bombardiert würde.

Maurer gab auch während der NS-Zeit noch Medikamente an Juden ab, als dieses schon verboten war. Er tat es abends an der Haustür in der Apothekergasse nach Geschäftsschluss. Dies berichtete der nach Tel Aviv ausgewanderte Ulmer Jude Otto Hilb, der nach dem Krieg zusammen mit seiner Frau Eva öfters in seiner früheren Heimatstadt Ulm zu Besuch gewesen ist.

Zerstörung und Wiederaufbau

Am Abend des 17. Dezember 1944 bombardierten englische und amerikanische Kampfbomber die Ulmer Innenstadt und zerstörten sie zu 80%. Auch das Haus der Löwen-Apotheke wurde durch Brandbomben zerstört, stellte Dr. Wilhelm Maurer in seiner Rede anlässlich des Richtfestes der wiedererstandenen Löwenapotheke im August 1949 fest.

Schon zwei Tage später, am 19. Dezember 1944, eröffnete Dr. Maurer interimsweise seine Notapotheke im Hause von Herrn Leonhardt in der Langestraße. Da die Situation dort sehr beengt war, bezog er schon sehr bald Räume im Hause des Juweliers Miller in der Donaustraße 1, wohin er mit dem Apothekenbetrieb am 15. Januar 1945 übersiedelte.[71] Doch nur kurze Zeit konnte er dort bleiben. Am 1.März 1945 fiel auch dieses Haus einem Luftangriff zum Opfer. Neue Apothekenräume fand er schließlich in den Kassenräumen des Stadtbades, die jedoch schon am 4. März – wieder durch eine Sprengbombe, welche die danebenliegende Schwimmhalle traf – verwüstet wurden. Er zog dann einen Stock tiefer ins frühere Schwitzbad. Am 15. März 1945 eröffnete er dort eine weitere Notapotheke

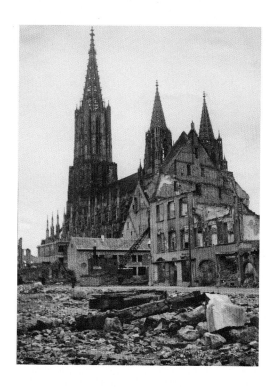

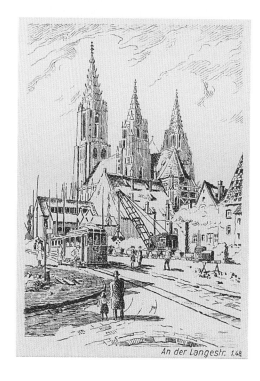

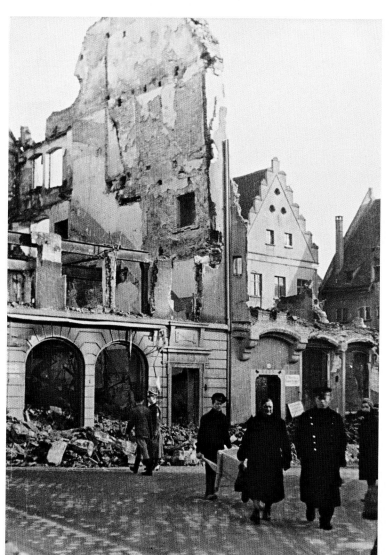

Abb. 46 | oben links
Zerstörtes Ulm

Abb. 47 | oben rechts
Langestraße Wiederaufbau
Postkarte

Abb. 48 | links
Die Aufräumarbeiten in der
Langen Straße beginnen

Abb. 49
Löwen-Apotheke nach dem
Wiederaufbau 1949

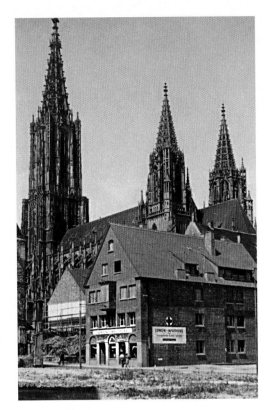

und gleichzeitig in Söflingen eine Filiale davon, da die dortige Schwan-Apotheke ebenfalls zerstört war.

Schon ab Januar 1945 ließ Dr. Wilhelm Maurer den vorderen Teil der alten Löwen-Apotheke entschutten, da er anfänglich vorhatte, seine Notapotheke an alter Stelle einzurichten. Immer weitere Luftangriffe machten diese Pläne jedoch zunichte.

Schon im Juli 1945 wollte Maurer in der Langen Straße mit dem Wiederaufbau beginnen. Da sich die städtischen Planungen zum neuen Verlauf der Straße jedoch hinzogen, bekam er dafür keine Genehmigung. Ab Herbst 1945 begann daher ein zäher Kampf mit dem Stadtplanungsamt. Nicht weniger als vier Mal mussten die Baupläne grundlegend geändert werden, da die Baulinien noch nicht festgelegt waren.
Während dieser Phase der Planungsunsicherheit verstrichen zwei wertvolle Jahre, bis endlich im November 1947 mit dem Aushub der Baugrube begonnen werden konnte, was bis Weihnachten abgeschlossen war. Entschuttet war das Grundstück bereits seit Sommer 1946.

Das Baumaterial war damals äußerst knapp. Dr. Maurer kaufte daher in Söflingen eine Ruine auf, deren Steine er zum Bauplatz in der Langen Straße transportieren ließ. Die Kinder halfen mit, den Mörtel von den Steinen zu klopfen. Auch so mancher Landwirt und Waldbesitzer ließ sich nach einem Schnäpsle aus der Löwen-Apotheke erweichen, Baumaterial zu liefern. Hilfesuchend wandte sich Maurer 1946 mit einem Flugblatt an seine Kunden (siehe Abb. 50):
„Die Löwen-Apotheke und Homöopathische Central- Apotheke Ulm wurde zweimal vollkommen zerstört. Um den Kranken, besonders auch auf dem Lande zu helfen, hat sie immer wieder sofort eine Notapotheke eingerichtet. Die Apotheke ist nun bemüht, an ihrem alten Platz wieder aufzubauen. Vielleicht können auch Sie uns in unseren Bemühungen unterstützen, indem Sie uns sagen, wo wir Baumaterialien aller Art herbekommen können, wie Holz (Stämme, Bretter, Balken usw.), Eisen (auch alte, gebrauchte Träger, Schienen, Nägel, Schrauben, Baubeschläge u.s.w.) Steine, Zement, Kalk, Gips, elektrisches Material, und alles, was für den Aufbau nötig ist. Auch für Sie ist es von Vorteil, wenn Ihre Apotheke wieder ersteht, um im Dienst für die Kranken voll wirken zu können."[72]

Abb. 50
Handzettel für die
Kundschaft mit Bitte
um Baumaterial

Lieber Kunde!

Die Löwen-Apotheke und Homöopathische Central-Apotheke Ulm
wurden 2 mal vollkommen zerstört.

Um den Kranken, besonders auch auf dem Lande zu helfen,
hat sie immer sofort wieder eine Notapotheke eingerichtet.

Die Apotheke ist nun bemüht, an ihrem alten Platz wieder aufzubauen.

Vielleicht können auch Sie uns in unseren Bemühungen unterstützen,
indem Sie uns sagen, wo wir Baumaterialien aller Art herbekommen
können, wie Holz (Stämme, Bretter, Balken usw.)

    Eisen (Rundeisen, auch alte, gebrauchte Träger, Schienen)
    (Nägel, Schrauben, Baubeschläg usw.)
    Steine, Zement, Kalk, Gips,

    elektrisches Material

    und Alles, was für den Aufbau nötig ist.

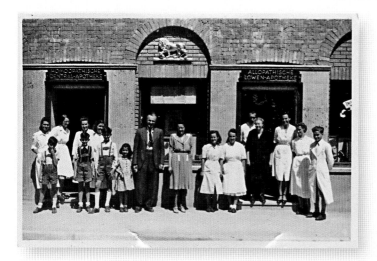

Abb. 51
Familie Maurer mit Mitarbei-
terinnen vor der neu erbauten
Apotheke 1949

Unter schwierigsten Bedingungen wurde so das Haus wieder errichtet, allerdings nicht mehr in der ursprünglichen Höhe. Stadtbaudirektor Max Guther pochte darauf, dass das Münster sichtbar blieb.

Im Sommer 1949 konnte die Löwen-Apotheke als erste der ausgebombten Ulmer Apotheken an ihrem angestammten Platz wiedereröffnen. Ihr Neubau war nach den damals modernsten Grundsätzen konzipiert. Durch die Neuordnung des Stadtgrundrisses im Zuge des Aufbaus der Stadt und den großen Straßendurchbruch mitten durch ihr Zentrum entfiel die bisherige Lange Straße. Die Löwen-Apotheke liegt nun an einer mehrspurigen Durchgangsstraße und erhält damit auch eine neue Adresse: Neue Straße 91. Nach der Jahrtausendwende wurde dieser Fehler durch den Rückbau der Verkehrsschneise korrigiert und der gesamte Bereich zur „Neuen Mitte" umgestaltet und aufgewertet.

Firma Seck und STADA-Präparate

Im Jahr 1950 erwarb Dr. Wilhelm Maurer die Firma Ernst Seck, Fabrikation und Vertrieb chemischer und pharmazeutischer Präparate, und gliederte sie seiner Apotheke an. Dies war in der frühen Nachkriegszeit noch möglich und nötig: möglich deshalb, weil es die engen amerikanischen Hygiene- und umfassenden Herstellungsvorschriften (GMP – Good manufactoring practise) noch nicht gab, die es heute jedem Apotheker fast unmöglich machen, selbst Arzneimittel herzustellen. Und nötig deshalb, weil es kaum mehr intakte Fabriken zur Arzneimittelproduktion gab.

Aus diesem Grunde griffen die Apotheker zur Selbsthilfe mit der Herstellung sogenannter STADA-Präparate. Dabei handelte es sich um Vorschriften für **Sta**ndard Präparate **D**eutscher **A**potheker.

Nicht nur die Rezepturen waren standardisiert, sondern auch die Konfektionierung, wie Plastikbehälter für Suppositorien und Aluminiumfolien, in die man sie einwickelte oder Einheitsflaschen für Säfte mit Einheitsetiketten. Im Labor der Löwen-Apotheke im 1. Obergeschoss wurden die Präparate hergestellt und im dritten, im Kniegeschoss des Hauses, konfektioniert und versandfertig gemacht. Dabei liefen die STADA Präparate über die Apotheke. Die Fa. Seck hatte eine gesonderte Buchhaltung, da sie als Arzneimittelfabrik fungierte.

Die rezeptpflichtigen wie -freien Präparate gingen sowohl ins In- wie ins Ausland.

Ein angestellter Vertreter übernahm den Außendienst und besuchte die Ärzte.

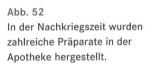

Abb. 52
In der Nachkriegszeit wurden zahlreiche Präparate in der Apotheke hergestellt.

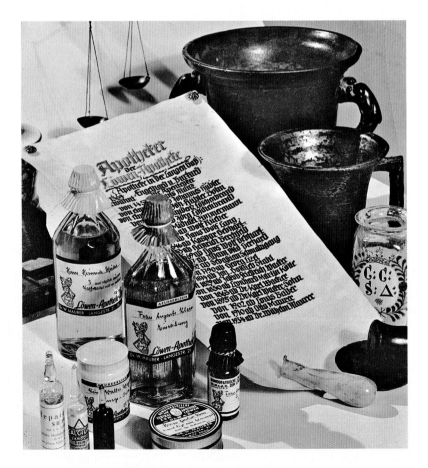

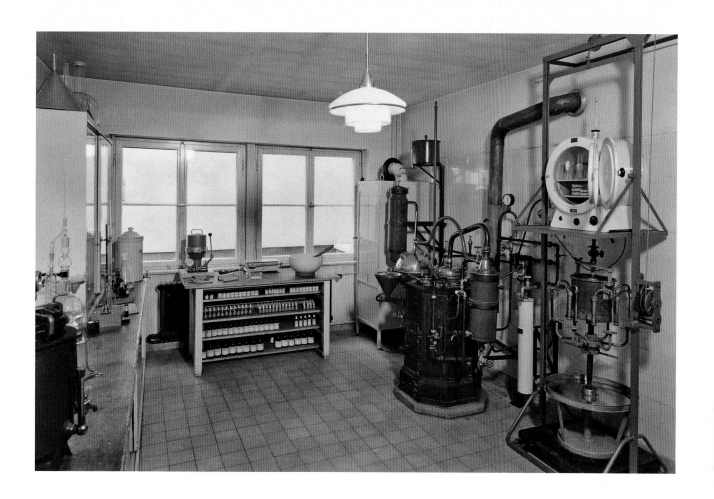

Dr. Maurer, der in Kiel in Bakteriologie promoviert und sich dort mit der Fluor-Erforschung und der Wirkung auf den Zahnschmelz befasst hatte, produzierte die ersten Fluor-Tabletten für die Zahn-Prophylaxe. Dabei arbeitete er mit Zahnärzten zusammen, die die **Fluor-Tabletten** mit gutem Erfolg in Kindergärten einsetzten. Das Sortiment der Fa. Seck umfasste viele pflanzliche und chemische Präparate, beispielsweise „Schwedenmittel" (ein Entschlackungsmittel), Stomaltropfen (zur besseren Verdauung), Hustentropfen, Ölgeist (eine Einreibung gegen Muskel- und Gelenkschmerzen), Herztabletten, Früchtewürfel als Abführmittel, Teemischungen und weiteres mehr. Eine Apothekerin hatte bei der Fa. Seck eine Halbtagsstelle, eine Helferin und eine Bürokraft arbeiteten voll in dem Betrieb.

Noch heute kommt unter den ehemaligen Mitarbeiterinnen, inzwischen über 80 Jahre alt, Gelächter auf, wenn sie beschreiben, wie sie die „Früchterouladen" produziert haben und hie und da etwas von den getrockneten Feigen „im Kröpfchen" verschwand, was der „Chef" natürlich nicht sehen durfte!

Abb. 54
Apotheker Siegfried Beyer
(vorne Mitte) mit einigen
Mitarbeiterinnen und seinem
Chef Dr. Wilhelm Maurer

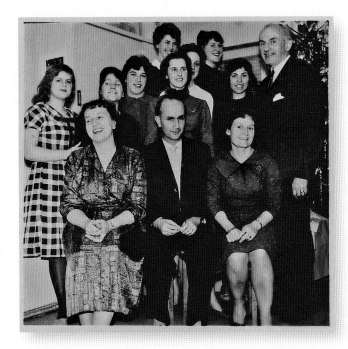

Siegfried Beyer

Am 20. Mai 1963 starb
Dr. Wilhelm Maurer mit
59 Jahren völlig unerwartet
an einem Herzinfarkt im
Ulmer Krankenhaus am
Safranberg. Sein dritter
Sohn, Gerhard Maurer,
weilte zu dieser Zeit in
Erlangen beim Pharmaziestudium. Er unterbrach dieses und setzte den Apotheker
Siegfried Beyer als Pächter ein, einen langjährigen Mitarbeiter der Löwen-Apotheke.
Dieser übernahm dann am 1. Juni 1964 sowohl die Apotheke als auch die Firma Seck als
Verwalter und leitete beide bis zum 31. Mai 1971. Anschließend gründete er in der Ulmer
Weststadt eine neue Apotheke – die „West-Apotheke".
Beyer stammte aus Schlesien und hatte vier harte Jahre russischer Kriegsgefangenschaft
hinter sich, als er die Stelle bei Dr. Maurer antrat. Seine Frau Lisa, geb. Jatzlau, war
Künstlerin und kam damals gerne nach Ulm, weil sie dort gute Möglichkeiten für ihre
gestalterischen Fähigkeiten vorfand. Beyer lebte bis zu seinem 102. Lebensjahr bei guter
Gesundheit, mit Humor und wachem Geist in Ulm-Böfingen, wo ihn seine bis ins hohe
Alter künstlerisch tätige Frau liebevoll umsorgte.

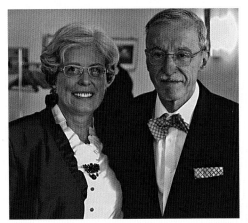

Dr. Gerhard und Irene Maurer

Gerhard Maurer wurde am 1. November 1940 als vierter Sohn von
Dr. Wilhelm und Senta Maurer in Ulm geboren, wo er auch zur Schule
ging. Sein Pharmaziepraktikum absolvierte er in Heilbronn in der Karlstor-
Apotheke. Danach begann er sein Studium in Fribourg in der Schweiz,
bevor er in Erlangen einen Studienplatz für Pharmazie erhielt. Dort trat er
in das Corps Bavaria ein.
Nach dem Tod seines Vaters 1963 regelt er die Verwaltung der väterlichen
Apotheke. Bei einem Zwischensemester in Innsbruck wird er beim Corps
Athesia aktiv. Er schließt im Sommer 1967 sein Studium mit dem Pharmazeutischen Staatsexamen ab.

Abb. 55
Dr. Gerhard und Irene Maurer

Seine Kandidatenzeit absolviert Gerhard Maurer in der „Alten priv. Apotheke" in Bremer-
haven. Dort lernt er im Sommer 1968 Irene Hegenbarth kennen, seine spätere Frau, die aus
München stammt und zu dieser Zeit im hohen Norden, gerade vorexaminiert, während
der Ferien arbeitete. Beide hatten die Lust verspürt, für Vertretungen einmal in eine andere
Gegend Deutschlands zu wechseln.

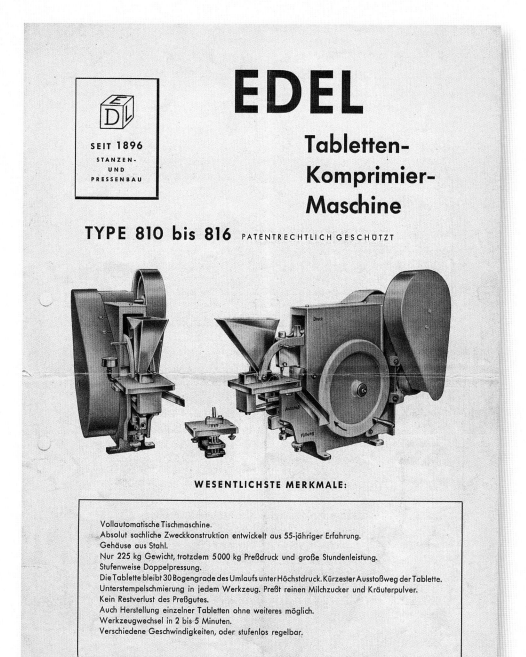

Maurer begann im September 1968 seine Promotion bei Prof. Dr. Hildebert Wagner in
München an der Ludwigs-Maximilians-Universität über die Synthese von Flavonen und
Flavonoiden, die er im Frühjahr 1971 mit „magna cum laude" abschloss.

Am 15. Mai 1971 gaben sich Gerhard und Irene, die im selben Monat ihr Pharmaziestudium in München erfolgreich beendet hatte, in Murrhardt/Württemberg das Jawort. Irene
Hegenbarth, nun Maurer, ist 1945 in Ingolstadt geboren und hat ihre Kindheit, Schul- und
Studienzeit in München verbracht. Sie stammt aus einer Beamten- und Künstlerfamilie,
ihr Vater war Leitender Bundesbahndirektor.

Das Ehepaar übernahm am 1. Juni 1971 gemeinsam die Löwen-Apotheke. Als erstes machte sich Dr. Gerhard Maurer an die Renovierung von Apotheke wie Gebäude. Der erste Stock wurde abgetrennt und an einen Kinderarzt vermietet. Zwei langjährige Mitarbeiterinnen wurden übernommen: die Pharmazeutisch-Technische Assistentin Ruth Pieper, die seit 1951 in der Apotheke angestellt war und 50 Jahre im Betrieb bleiben sollte, sowie die Apothekerin Senta Matschak, welche der Apotheke fast 40 Jahre treu bleiben wird. Zum Stab zählte später Christel Baumgärtner, jahrzehntelang eine wertvolle Mitarbeiterin mit guter Kundenbindung.

Die Firma Seck wurde zum 31. Dezember 1972 geschlossen, da große Investitionen notwendig gewesen wären und kleine pharmazeutische Betriebe im Gesundheitswesen nun kaum mehr eine Zukunft hatten.
1975 ließ Dr. Maurer die Apotheke erneut modernisieren. Es wurden Schubladenschränke eingebaut, die eine bessere Übersicht im Warenlager brachten. Ebenso wurde die Offizin, der Verkaufsraum der Apotheke, umgestaltet und die Warenpräsentation dabei optimiert, doch so, dass das Gesamtbild als Traditionsapotheke gewahrt blieb.

Dr. Maurer war in Ulm auf vielen Feldern aktiv. Bei den Ulmer Rotariern bekleidete er ein Jahr lang das Amt des Sekretärs, er engagierte sich beim Jugendaustausch und bei der Behindertenhilfe. Sechs Jahre lang war er Kirchengemeinderat der Münstergemeinde. Anschließend wurde Irene Maurer in den Kirchengemeinderat gewählt, dem sie zwölf Jahre lang angehört hat. Wegen ihres sozialen Engagements bei der „Aktion Wärmestube", der Essensausgabe für Obdachlose im Rotkreuz-Heim, durfte sie am Jahresempfang des Bundespräsidenten Richard v. Weizsäcker 1989 in der Villa Hammerschmidt teilnehmen. Zwischen 1973 und 1980 unterrichtete sie auf Grund eines Lehrauftrags das Fach Galenik (Arzneimittelherstellung) an der Fachhochschule in Biberach.

Apotheker Maurer hat mehrere Geschwister. Rainer, der älteste Bruder, studierte Pharmazie und leitete als Professor die biochemische Fakultät des Pharmazeutischen Instituts in Berlin. Er starb am 9. Juni 2014 nach einer Herzoperation in Leipzig. Günter, der Zweitälteste, wurde Elektroingenieur und arbeitete bei der AEG in Konstanz. Er hat drei Söhne und eine Tochter. Er starb im September 2011 an einem Herzleiden.
Schwester Ingrid, die jüngste der Geschwister, studierte ebenfalls Pharmazie. Nach einigen Monaten Praktikum in der väterlichen Apotheke wechselte sie nach Heilbronn in die Karlstor-Apotheke und fand in Apotheker Werner einen guten Lehrchef. Nach dem Studium in Freiburg trat Ingrid zur Promotion in die Fußstapfen ihres älteren Bruders und wurde Assistentin bei Prof. Dr. Wagner in München. Anschließend ging sie zur Pharmazeutischen Firma Hermes, bei der sie Leiterin der Qualitätskontrolle war.

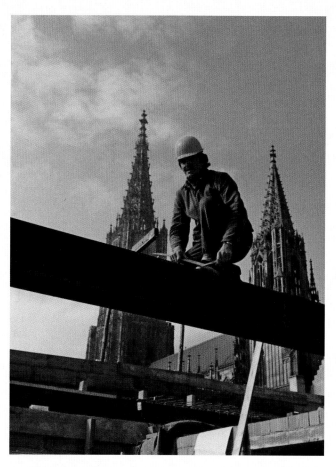

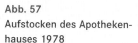

Abb. 57
Aufstocken des Apotheken-
hauses 1978

Abb. 58
Die Löwenapotheke nach
der Aufstockung

Im Jahr 1977 entschloss sich Gerhard Maurer, das Gebäude
der Löwen-Apotheke um eineinhalb Etagen aufzustocken,
was dann bei laufendem Betrieb der Apotheke sowie der
Arztpraxen geschah und damit eine große Herausforderung
darstellte. Im Herbst wurde mit dem Abriss des obersten
Stockwerks begonnen und das dritte Obergeschoss sowie
das vierte Geschoss mit Dachschrägen aufgesetzt. Die Arbeiten waren im April 1978 beendet. Die neu gewonnenen
Flächen werden als Arztpraxen genutzt, die vordere Hälfte
des vierten Obergeschosses bezog das Ehepaar Maurer.
1986 erfolgte ein weiterer Umbau der Apotheke: Elektrische
Türen erleichtern seither den Zugang, ein Vordach wurde
angebracht und das Freiwahlsortiment besser präsentiert.
In den 1990er Jahren hielt die elektronische Datenerfassung
in der Apotheke Einzug.

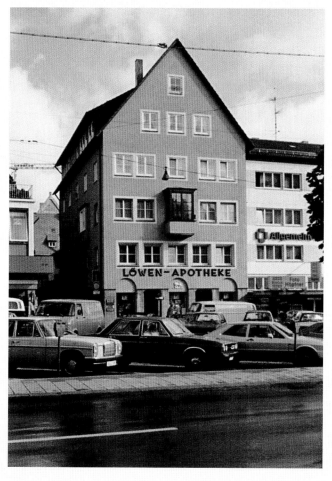

Das 21. Jahrhundert

Von der „Gass'" zur Neuen Straße zur Neuen Mitte

Die „Gunst" der Stunde umfänglicher Kriegszerstörung nutzend, verändert die Ulmer Stadtplanung nach 1945 das gewachsene Gefüge der Stadt in ihrem Zentrum einschneidend. Die schmalen Gassen nördlich des Rathauses – und mit ihnen die Lange Gasse bzw. Straße – werden zusammengefasst zugunsten des großen Straßendurchbruchs der Neuen Straße. Die Löwen-Apotheke liegt fortan an ihrem platzartigen Mittelstück. Durch ihre Dimensionen und den zunehmenden Verkehr wird die mehrspurige Schneise, welche die Altstadt in zwei Teile trennt, im Laufe der Zeit immer mehr zur Belastung. Schließlich kommt es zur Korrektur dieser Fehlentwicklung, die einen städtebaulichen Kraftakt sondergleichen bedeutet.

Zwei Jahre dauern allein die archäologischen Grabungen. 2002 wird mit dem Umbau des Gebiets zwischen Rathaus und Löwen-Apotheke begonnen. Es entstehen eine Tiefgarage sowie drei den Straßenraum verengende Gebäude in zeitgenössischer Architektur: Münstertor, Rathaus-Arkaden, Kunsthalle Weishaupt. Zusammen mit dem ebenfalls neuen „Geschwister-Scholl-Platz" bilden sie die Ulmer Neue Mitte.

Abb. 59
Die Neue Mitte füllt mit der Kunsthalle Weishaupt, der Sparkasse und dem Geschäftshaus Münstertor den durch den Zweiten Weltkrieg entstandenen Freiraum.

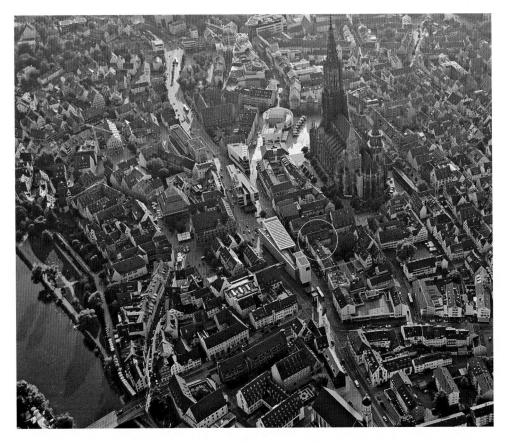

92

Das Ulmer Heilig Geist Spital*

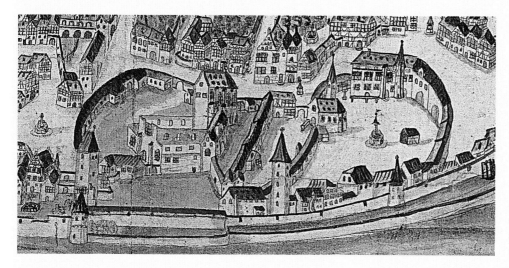

Ulm aus der Vogelschau 1597 (Ausschnitt). Im Vordergrund erkennt man die beiden Höfe des Heilig Geist Spitals.

Bemerkenswert in Ulm ist die Hospitalstiftung, die 1240 begründet wurde und bis auf den heutigen Tag besteht. Sie geht zurück auf das **Spital der Augustinerchorherren**, das 1183 auf dem Michelsberg von dem Adeligen Witego von Albeck errichtet worden war. Da sich jedoch auf dem Michelsberg die Versorgung mit Trink- und Nutzwasser schwierig gestaltete, verlegte man 1215 das Stift auf die Blauinseln. Bald darauf, in der 2. Hälfte des 13. Jahrhunderts, entstand in Ulm das Heilig Geist Spital an der oberen Donaubrücke.

Der Beginn der Hospitalstiftung fällt in die Stauferzeit. Im Jahr 1240 stellte König Konrad IV., der Sohn des Stauferkaisers Friedrichs II., das Ulmer Heilig Geist Spital unter seinen Schutz. Die Bittsteller waren die Universitas civium de Ulma und der adelige Spitalmeister Ulrich von Hürnheim.

Damals wurden in Spitälern nicht nur Kranke untergebracht, sondern sie dienten auch zur Versorgung Bedürftiger. Später folgten noch andere Einrichtungen, die sich der Pflege besonderer Krankengruppen widmeten, wie

- die **Leprosenhäuser** St. Katharina; sie lagen am Beginn der Frauensteige und waren für die wohlhabenderen Ulmer Bürger bestimmt. Die zweite Leprastation Ulms lag im „Gries" östlich der Stadt, wo die ärmeren Bürger der Stadt versorgt wurden
- das **Seel- oder Blatterhaus** für Syphiliskranke, das schon vor 1400 existierte und auf Veranlassung des Rates der Stadt 1495 um ein Blatternhaus erweitert wurde. Der Name „Seelhaus" rührt daher, dass sich

der mittelalterliche Mensch durch eine Spende für solche Einrichtungen eine Errettung seiner Seele erhoffte. Es lag innerhalb der Stadt nahe am heutigen Zundeltor - die sogenannten **Brechenhäuser**, die bei Pestepidemien vor den Toren der Stadt eingerichtet wurden. Dies geschah erstmalig in Ulm durch Joseph Furttenbach (1591 – 1667) vor dem Gänstor bei der Gänswiese.

Das Heilig Geist Spital aber hatte die meiste Zeit in der Reichsstadt Ulm seinen Sitz an der heutigen Adlerbastei. In der Mitte war die Spitalkirche von zwei Höfen umgeben, um die sich die Häuser mit den notwendigen Einrichtungen gruppierten.

In dem größten Gebäude war die „Dürftige Stube" untergebracht, ein Raum mit gotischen Bogen und drei Schiffen, in denen sich die Betten der Kranken befanden. Seit 1855 leisteten Diakonissen Dienst in den wohltätigen Einrichtungen Ulms.

Später wurde hier Essen für Ulms bedürftige Bürger ausgegeben.

1911 wird am Safranberg das Städtische Krankenhaus errichtet.

Mit der Gründung der Universität 1967 wird ein Teil der Krankenversorgung von der Uni Ulm übernommen. 1968 wird das Bundeswehrkrankenhaus erstellt. Somit gibt es völlig neue Trägerschaften im Bereich des Gesundheitswesens.

* Dr. Stefan Lang, Vom Ulmer Heilig-Geist-Spital zur Hospitalstiftung S.1off., Ulm 2010

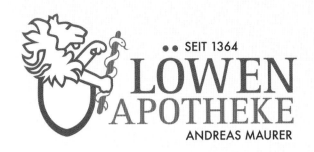

Die langjährigen Bauarbeiten bedeuteten für die Löwen-Apotheke schwierige Zeiten, da teilweise der Zugang zu diesem innerstädtischen Bereich sehr erschwert war. Dazu kamen Lärm und Dreck, was die Kunden abschreckte. Etwa 15 Geschäfte zogen in dieser Phase aus dem näheren Umfeld weg oder gingen gar in Konkurs. 2006 waren die Bauarbeiten endlich beendet.

Seither liegt die Löwen-Apotheke nahe am Ausgang der Tiefgarage und neben der Bushaltestelle, was eine erhebliche Aufwertung ihrer Geschäftslage bedeutet.

Andreas Maurer

Der Neffe von Dr. Gerhard Maurer, der älteste Sohn seines Bruders Günter, übernahm die Löwen-Apotheke am 1. Januar 2005, zunächst als Pächter und ab 1. Januar 2008 als Besitzer.

Er ist am 16. Juli 1963 in Konstanz geboren. Nach dem Abitur absolvierte er seinen Wehrdienst in Immendingen. 1987 begann er sein Pharmaziestudium an der FU Berlin und praktizierte nach dem 2. Staatsexamen ein Jahr in einer Apotheke in Moabit. 1991 erhielt er die Approbation als Apotheker. Nach dreijähriger Assistenzzeit an der Universität Freiburg übernahm er mit seiner Ehefrau Felicitas, die von Beruf ebenfalls Apothekerin ist, im Januar 1996 die Eichen-Apotheke in Staig. Sie haben zwei Söhne, Pit und Pascal.

Andreas Maurer übernahm 2007 zusätzlich die Sonnen-Apotheke in Lonsee.

Im Zuge des Arzneimittel-Neuordnungsgesetzes (AMNOG) von 2004 wurden die Festpreise für nicht-rezeptpflichtige Arzneimittel aufgehoben. Das heißt, dass seither jeder Apotheker die Preise für verschreibungsfreie Arzneimittel selber kalkulieren kann. Ebenso wurde der Versandhandel mit Medikamenten zugelassen, was für die Vorort-Apotheken zusätzlich eine neue Herausforderung bedeutet, um unter veränderten Bedingungen weiterhin am Markt bestehen zu können.

Im Zuge dessen wurde die Idee des Arzneicenters geboren. Hier werden ganzjährig vor Ort viele gängige apothekenpflichtige und verschreibungsfreie Arzneimittel zu kleinen Preisen angeboten.

Seit Mai 2014 bietet das Arzneicenter der Löwen-Apotheke in erweiterten Geschäftsräumen ein preislich günstiges Angebot. Hier will der Inhaber den Beweis antreten, dass stationäre Apotheken den Wettbewerb mit dem Online-Handel bei rezeptfreien Medikamenten durchaus bestehen können. Im Angebot sind ferner Hilfsmittel für Senioren. Die Firma Carepoint hat praktische Alltagshilfen entwickelt, die das Leben von Senioren erleichtern, die mit manchen Situationen oder Handgriffen nicht mehr zurecht kommen. Hierzu gehören Inkontinenzhosen, Gehstöcke, Lupen, Greifhilfen etc.

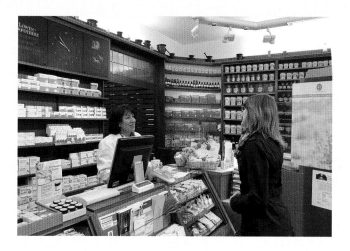

Abb. 60
Die Löwen-Apotheke heute

Abb. 61
Andreas Maurer

Abb. 62
Die alten Apothekengefäße
sind heute noch in der Löwen-
Apotheke in Gebrauch

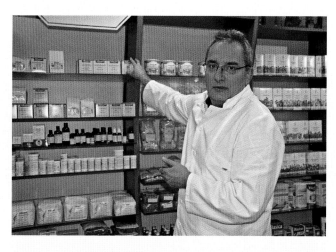

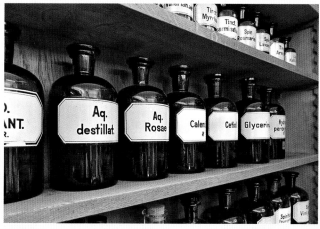

Besitzer der Löwen-Apotheke von 1453 bis heute

ab 1453	Hans Manz
ab etwa 1480	Johannes Hübler
ab etwa 1515	Johannes Hübler Sohn
ab 1553	Gaudenz Löschenbrand
ab 1587	Jörg Löschenbrand
ab 1591	Michael Zimmermann
ab 1593	Wolf Rüeber
ab 1637	Hans Wolf Lang
ab 1646	Kaspar Gebhart
ab 1653	Heinrich Berchfeld
ab 1669	Hans Wolf Gebhart
ab 1717	Adam Otto Gerhard
ab 1752	Sebastian Schmalzigaug
ab 1790	Georg Lizel
ab 1814	Johann Gottlieb Stahl
ab 1829	Jakob Friedrich Wacker
ab 1850	Leonhard Martin Kölle
ab 1863	Dr. Karl Wacker
ab 1895	Dr. Karl Wacker Sohn
ab 1902	Louis Bader
ab 1910	Otto Maurer
ab 1935	Dr. Wilhelm Maurer
ab 1971	Dr. Gerhard Maurer
ab 2005	Andreas Maurer

Merckle und ratiopharm – ein Stück Ulmer Pharmaziegeschichte

Wenn man sich mit der Pharmaziegeschichte Ulms befasst, darf ein Blick auf die Firma ratiopharm nicht fehlen, die aus der Firma Merckle, Blaubeuren, hervorgegangen ist. Diese wiederum hat ihre Wurzeln in Aussig (Böhmen). Wie sich die Firma Merckle nach dem Krieg im Südwesten Deutschlands neu etabliert hat, ist für uns Wohlstandsbürger kaum noch nachzuvollziehen: Der Neubeginn fußt gleichermaßen auf Pionierarbeit und vorausblickendem Kalkül während des Krieges.*

Ludwig Merckle, der Seniorchef der Firma, leitete in Aussig seit 1915 einen Großhandel für Arzneimittel, „Adolf Merckle en gros", mit mehr als 300 Mitarbeitern. Er hatte diesen von seinem Vater geerbt und um zwei pharmazeutische Fabriken erweitert.

Nach der Enteignung der Firma im Jahr 1945 musste die Familie aus dem Sudetenland fliehen, hatte sich aber rechtzeitig nach einem neuen Standort umgesehen. Ludwig Merckles Frau Luise war eine Enkelin von Julius Spohn, welcher sich als Textil- und Zementunternehmer einen Namen gemacht hatte. Bereits 1943 kaufte Ludwig Merckle ein Haus in Freiburg. Dorthin verlagerte er schon während des Krieges einige Maschinen, darunter einen Rundläufer zur Tablettenherstellung. Auch für die nötigen Rohstoffe zur Weiterführung des Betriebes hatte er rechtzeitig gesorgt. Der Rundläufer war bei der Schuhfabrik „Pionier" in Emmendingen ausgelagert.

Als nach Kriegsende das Freiburger Haus für das französische Generalgouvernement beschlagnahmt wurde, verlegte die Familie Merckle ihren Wohnsitz nach Blaubeuren und bezog dort die Villa der Eltern Spohn. Zunächst wurden noch in Emmendingen mit der Tablettenpresse Toximer-Tabletten produziert, ehe die Maschine nach Blaubeuren verlegt, besser gesagt: geschmuggelt wurde.

Die Familie Merckle baute darauf einen typischen Familienbetrieb auf, zu dem auch diese besondere Firmenkultur gehörte. Die Weihnachtsfeiern und Ausflüge nach dem Krieg waren von den Mitarbeitern sehr geschätzt. Die Firma entwickelte sich stetig weiter.

Nach der Währungsreform erfuhr die Firma einen Aufschwung, investierte und vergrößerte sich in Blaubeuren. Im Jahr 1967 übernahm der Sohn von Ludwig Merckle, **Dr. Adolf Merckle** (1934 – 2009), die Firma mit damals 80 Mitarbeitern. Er hatte Rechtswissenschaften in Tübingen, Hamburg und Grenoble studiert und baute das Pharmaunternehmen nach und nach zu einem weit verzweigten Konzern aus. 1974 gründete er in Blaubeuren die später in Ulm ansässige Firma **ratiopharm**, die Generika herstellt. 1994 erfolgte unter ihm die Gründung des Pharmagroßhandels **Phoenix Pharmahandel AG**. An der Universität Ulm richtete er den „Merckle"-Preis ein, wo verdiente Wissenschaftler finanzielle Unterstützung für ihre Forschung erhielten. Außerdem sponserte er den Apothekergarten der Universität Ulm.

Merckles unternehmerisches Talent war breit gefächert. Als Eigentümer der **Merckle Unternehmensgruppe** verfügte er mit der Zeit über ein umfangreiches und vielfältiges Geflecht an Firmen-Beteiligungen – von der Heidelberg Cement über den Pistenraupenhersteller Kässbohrer, die Metallwerke der Zollern GmbH oder die Gruschwitz Textilwerke. Dazu kamen Anteile an Windkraftanlagen und an einem Skilift im Kleinwalsertal sowie großer Waldbesitz. 1994 erwarb er das 800 Hektar große **Gut Hohen Luckow** bei Rostock, das er aufwändig renovieren ließ. In dem Schloss-Hotel waren die Teilnehmer des G8-Gipfels in Heiligendamm 2007 zu Gast.

Am 5. Januar 2009 nahm sich Adolf Merckle, nachdem er in finanzielle Schwierigkeiten geraten war, das Leben. Adolf Merckle hatte mit seiner Familie stets bescheiden und spartanisch gelebt.

Im August 2010 verkaufte sein Sohn Ludwig Merckle, der das Unternehmen übernommen hatte, ratiopharm an die Firma TEVA Pharmazeutica Industries. TEVA, 1976 in Tel Aviv gegründet, hat seinen Hauptsitz in Deutschland in Ulm. Über 3100 Mitarbeiter verteilen sich heute auf die Standorte Ulm, Blaubeuren/Weiler und Berlin.

* Gertrud Preuss, Rückblick-Erinnerungen an die Fa. Merckle

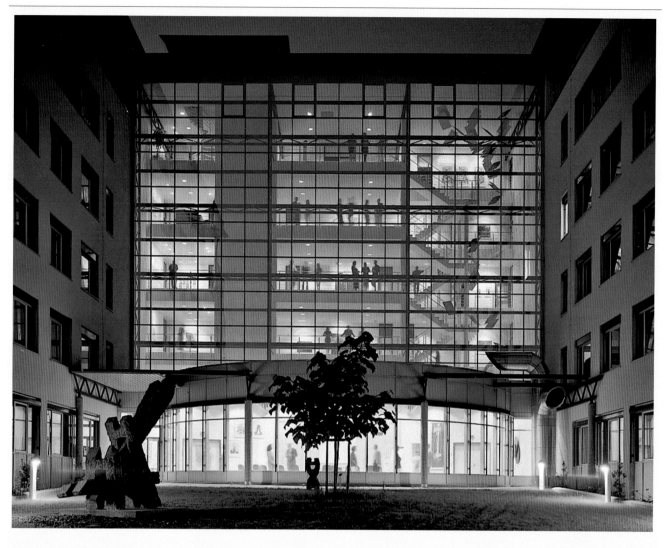

Firmenzentrale ratiopharm
in Ulm-Donautal

Modernste Technik und akri-
bische Kontrollen garantieren
in der heutigen Zeit höchste
Arznei-Sicherheit.

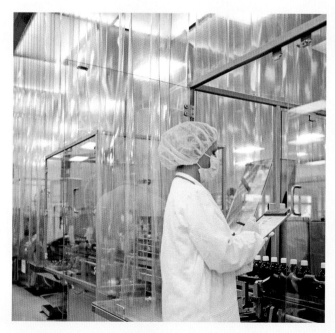

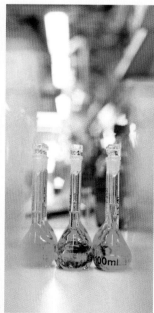

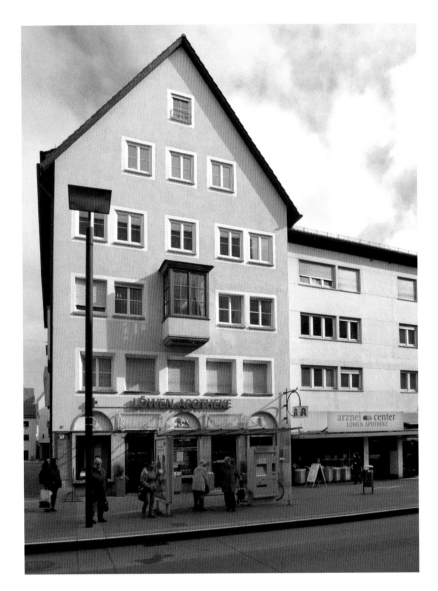

Abb. 63
Die Löwen-Apotheke heute

Nachwort

Das Berufsbild der Apotheker sowie die Apotheke selbst haben sich im Laufe der Jahrhunderte grundlegend gewandelt: Anfänglich führten Apotheker Handwerksbetriebe mit großer Bedeutung und besaßen daher ein hohes öffentliches Ansehen. Diese wandelten sich – im Fall von Ulm – in Reichsstadt-Apotheken, geführt von städtisch beauftragten Apothekern, die vor der Zulassung von den Stadtärzten geprüft und danach weiterhin durch diese beaufsichtigt wurden. Jahrhunderte lang waren Apotheken Familienbetriebe. Heute sind Apotheker Arzneimittel-Fachhändler mit akademischer Ausbildung.
Die Gesundheitspolitik macht es den Apothekern relativ schwer, die Krankenkassen engen deren finanziellen Spielraum immer weiter ein, was den Apothekenketten in die Hände spielt. Dazu gesellt sich die Konkurrenz durch den Online-Handel via Internet. In unserer kurzlebigen Zeit sticht es umso mehr ins Auge, dass die Löwen-Apotheke in Ulm seit rund 650 Jahren besteht – nachweislich seit 1453 an derselben Stelle wie heute. Trotz der Bedrohung durch Internet und zunehmende Konzentrationsprozesse wird es Apotheken mit ihren Stammkunden weiterhin geben, die zu „ihrem" Apotheker viel Vertrauen haben und ihn in gesundheitlichen Dingen um Rat fragen können – vorausgesetzt, die politisch vorgegebenen Rahmenbedingungen im Gesundheitswesen stimmen. Mit solch einem sicheren Fundament kann dann die Devise weiterhin aufrecht erhalten bleiben:

Salus aegroti – suprima lex
Das Wohl des Patienten ist oberstes Gebot

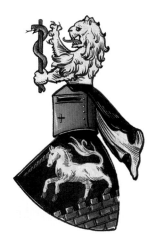

Dank

Bereits meinem Schwiegervater Dr. Wilhelm Maurer lag die Historie am Herzen. Er hatte 1936 den Lehrer und Journalisten Karl Schwaiger mit der Erforschung der Geschichte der Löwen-Apotheke beauftragt, was dieser mit großer Gründlichkeit erledigte. Auf Grund des 2. Weltkrieges konnte daran nicht weitergearbeitet werden. Schwaigers Zusammenstellung war eine sehr gute und zuverlässige Quelle für meine Arbeiten.

Außerdem fand ich bei meinen Recherchen sehr erfreuliche Unterstützung im Stadtarchiv Ulm unter Prof. Dr. Michael Wettengel.

Thomas Vogel redigierte als erfahrener Journalist den Text so, dass ein flüssig zu lesendes Gesamtwerk entstand.

Lioba Geggerle fügte mit ihrem künstlerischen Gespür Text und Bildmaterial zu diesem ansprechenden Band zusammen.

Ich danke auch Udo Vogt und Gudrun von Wasielewski von der Süddeutschen Verlagsgesellschaft für die gute, verlegerische Zusammenarbeit, sowie allen Sponsoren, die dieses Werk finanziell unterstützt haben.

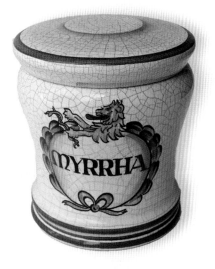 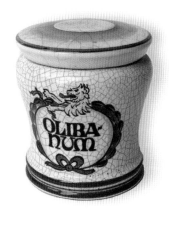

Abb. 64
Alte Apothekengefäße

Weiterführende Literatur

Ackerknecht, E., Murken, A.H.: Geschichte der Medizin, Enke Verlag, Stuttgart 1992

Eckart, W. U.: Geschichte der Medizin, Springer Medizin Verlag, Heidelberg 2009

Grotz, Matthias; Seemüller, Ulrich u.a.: Ratsdemokratie in Ulm; Stadt Ulm (Hg.), Ulm 2006

Hunnius, Carl: Pharmazeutisches Wörterbuch 3. Auflage, 1959

Jäger, Karl: Ulms Verfassungs-, bürgerliches und commercielles Leben im Mittelalter; 1831

Jattkowski, Helmut: Die Rottweiler Pfarrkirchen bis 1530; Diss. 1950, Tübingen

Kaiser, Hans (Hg.): Der Apothekerpraktikant. Lehrbuch für die Ausbildung des deutschen Apotheker-praktikanten, 7. Auflage, Stuttgart 1957

Kluge, Martin; Kriemler, Daniel: Führer durch das Pharmazie-Historische Museum Basel, Basel 2001

Kornbeck, C.A.: Der Grabstein der Margarete Appotekerin im Chor des Münsters zu Ulm, Württ Vjh NF 2, 1893, S. 162; Heyd Nr. 12886

Mez-Mangold, Lydia: Aus der Geschichte des Medikaments, Basel 1971

Pschyrembel: Klinisches Wörterbuch 257. Auflage 1994

Schäfer, Alfons: Zur Geschichte des mittelalterlichen Ulmer Patriziats, in: Ulm und Oberschwaben, 32, 1951, S. 71–89

Schmid, Uwe; Weig, Gebhard: Ulmer Stadtgeschichte von 854 bis heute, Ulm 2008

Schmitz, R.: Mörser, Kolben und Phiolen, Franckh'sche Verlagshandlung, Stuttgart 1966

Schneider, Wolfgang / Hrsg.: Wörterbuch der Pharmazie, Band 4, Darmstadt 1998

Schwaiger, Karl: Geschichte der Löwen-Apotheke und Homöopathischen Centralapotheke in Ulm, Ulm 1936, masch.

Schwarz, Ignaz: Geschichte des Wiener Apothekenwesens im Mittelalter; Wien 1917

Stadtarchiv Ulm (Hrsg., verantwortlich M. Wettengel, G. Weig): StadtMenschen, 1150 Jahre Ulm – Die Stadt und Ihre Menschen, Ebner Verlag, Ulm 2004

Stadtarchiv Ulm, Urkundenbuch, Bd.II, S. 297, Ulm 1907

Urdang, G., Dieckmann, H.: Einführung in die Geschichte der deutschen Pharmazie, Govi Vlg., Frankfurt/M. 1954

Wankmüller, Armin: Beiträge zur Württembergischen Apothekengeschichte, Tübingen 1950–1964, Selbstverlag

Winckelmann, Hans-Jochim; Litz, Gudrun; Kressing, Frank; Schulthess, Kathrin u.a.: Medizinhistorischer Streifzug durch Ulm, Ulm 2011

Bildnachweis

Abb. 1: Stadtarchiv Ulm, G 7/2.1 Nr. 03256
Abb. 2: Matthäus Merian 1643, Stadtarchiv Ulm, F 3/1 Ansicht 49
Abb. 3: Archiv Dr. Maurer
Abb. 4: Antikensammlung Basel - Edition Roche
Abb. 5: Schweizerisches Pharmaziehistorisches Museum Basel,
Edition Roche
Abb. 6: Cod. 9. Jahrh. Arab. 464, fol.120, Bayerische Staatsbibliothek
München
Abb. 7: aus Hildegard von Bingen, Welt und Mensch: Otto Müller
Verlag, 8. Auflage Salzburg 1981, Liz. Nr. 60/2012
Abb. 8: CPV 93, fol.72, 13. Jh., Österreichische Nationalbibliothek,
Wien, Foto: Bildarchiv der Österreichischen Nationalbibliothek
Abb. 9: Stadtarchiv Ulm, A Urk 1397 März 26
Abb. 10: Foto Reinhold Armbruster-Mayer
Abb. 11: Stadtarchiv Ulm, Zeichnung: lahaye tiedemann gestalten
Abb. 12: Albrecht Krafft von Dellmensingen, Schloss Goldegg, Haus
Nr. 3, A-3110 Neidling, Österreich. Email: lutz.krafft@drei.at
Abb. 13: Codex 2197. Bibliotheca Universaria di Bologna.
Edition Roche
Abb. 14: Foto Reinhold Armbruster-Mayer
Abb. 15: Geschichte der Löwen-Apotheke und Homöopathischen
Centralapotheke in Ulm, Ulm 1936, masch., Karl Schwaiger,
S. 5
Abb. 16+17: Foto Reinhold Armbruster-Mayer
Abb. 18: Archiv Dr. Maurer
Abb. 19: Archiv Dr. Maurer, Foto Reinhold Armbruster-Mayer
Abb. 20: Ulmer Museum, Foto Wolfgang Adler
Abb. 21: Ulmer Museum
Abb. 22: Edition Roche
Abb. 23: Archiv Dr. Maurer
Abb. 24: Stadtarchiv Ulm, A 3125
Abb. 25: Schweizerisches Pharmaziehistorisches Museum Basel,
Edition Roche
Abb. 26: Foto Reinhold Armbruster-Mayer
Abb. 27: Kupferstich von A.Chr. Fleischmann aus F.P. Florinis
„Hausväterbuch" Nürnberg, Frankfurt a.M. und Leipzig,
1722 Universitäts- und Landesbibliothek Halle (Saale),
Inv. Nr. Lb680a2o.
Abb. 28: Postkarte
Abb. 29: Archiv Dr. Maurer
Abb. 30: Stadtarchiv Ulm, H Maurer, Irene Nr. 1
Abb. 31: Bilderchronik S.3, Sammlung Dr. Karl Höhn
Abb. 32: Stadtarchiv Ulm, F 3/1 Ansicht 138
Abb. 33: http://commons.wikimedia.org/wiki/File%3ARobert_Koch.jpg
Abb. 34: Archiv Dr. Maurer, Foto Reinhold Armbruster-Mayer
Abb. 35: Stadtarchiv Ulm, F 3/1 Ansicht 275
Abb. 36: Archiv Dr. Maurer
Abb. 37: Stadtarchiv Ulm
Abb. 38: Stadtarchiv Ulm, B 501/07 Nr.3
Abb. 39–47: Archiv Dr. Maurer
Abb. 48: Stadtarchiv Ulm, G 7/2.2 Nr. 2195
Abb. 49–58: Archiv Dr. Maurer
Abb. 59: Foto Reinhold Armbruster-Mayer
Abb. 60: Foto Lioba Geggerle
Abb. 61+62: Foto Dorothee Köhl
Abb. 63+64: Foto Lioba Geggerle

Sonderthemen
- Theriak, S. 33: Schweizerisches Pharmaziehistorisches Museum Basel,
Edition Roche
- Mohren-Apotheke, S. 43: Jubiläumsbroschüre der Mohren-Apotheke
- Frühes Reinheitsgebot – Eberhard Gockel, S. 45: Stadtarchiv Ulm,
F 4 Bildnis 152
- Apothekenrecht im Wandel der Zeit, S. 50: Stadtarchiv Ulm
- Engel-Apotheke, S. 57: Sammlung Erwin Ludwig, Ulm-Wiblingen
- Samuel Hahnemann, S. 58: http://de.academic.ru/pictures/dewiki/83/
Samuel_Hahnemann.jpg, S.59: Archiv Dr. Maurer, Foto Reinhold
Armbruster-Mayer
- Berühmte Apotheker, S. 63: http://commons.wikimedia.org/wiki/
File%3ACarl_Spitzweg_-_Der_arme_Poet_(Neue_Pinakothek).jpg
- Hirsch-Apotheke, S. 65: Jubiläumsbroschüre der Hirsch-Apotheke
- Apotheke zur Krone, S. 66: Foto Südwest-Presse, S.67: Ulmer Museum
- Deutschlands erste Apothekerin, S. 76: Foto privat
- Ulmer Heilig Geist Spital, S. 93: Ausschnitt aus dem Vogelschauplan
von 1597 im Ulmer Museum
- Merckle und ratiopharm S. 97: Bildarchiv www.ratiopharm.de

Anmerkungen

1   Zusammenstellung eines Buches aus Vorlagen
2   Anpassung
3   Medizinkunde
4   Grotz/Seemüller S. 9
5   Schwaiger 1936, S. 1
6   Jattkowski 1950
7   C.A. Kornbeck, Heyd IV, 211
8   Jäger 1831
9   Urkundenbuch, Bd.II, S. 297, Ulm 1907
10 Heydt IV, 211
11 Schäfer 1951
12 Stadtarchiv Ulm, Bi 36650/3–4
13 Jattkowski 1950
14 Stadtarchiv Ulm, Bi 36650/3–4; Mitteilung der Stadtarchivarin Ritter, Rottweil
15 Wankmüller, Die Ulmer Apotheker des 14.Jahrhunderts; StA Ulm, Bi 36650/3–4
16 Jattkowski 1950
17 Stadtarchiv Ulm, Bi 36650/3-4
18 Schwarz 1917, S.21, Fußnote 2
19 StA Ulm, SA/9
20 Schwaiger, S. 5
21 Schwaiger, S. 19
22 Schwaiger, S. 12
23 Schwaiger, S. 17ff.
24 Schwaiger, S. 7
25 Schwaiger, S. 8ff.
26 Schwaiger, S. 9
27 Ulmer Stadtgeschichte, S. 19
28 Befunde über die Lage der Organe im menschlichen Körper, Gr. Brockhaus
29 Theorie über die Lehre der Säfte
30 Experimente
31 Entwicklungsgeschichtlich, Pschyrembel, Klinisches Wörterbuch
32 Krankheitsentstehung, Pschyrembel, Klinisches Wörterbuch
33 Tartarus = Brechweinstein
34 Paracelsische Wortschöpfung
35 Alchemistisch: ein Heilmittel für „kranke", d. h. unvollkommene Metalle. Paracelsus übertrug die Bezeichnung auf Arzneipräparate mit besonderer Kraft. Mehrere Arcana waren im 17./18. Jahrh. pharmakopöe-übliche Geheimmittel
36 Alchemistisch: ein Heilmittel für „kranke", d. h. unvollkommene Metalle. Paracelsus übertrug die Bezeichnung auf Arzneipräparate mit besonderer Kraft. Mehrere Arcana waren im 17./18. Jahrh. pharmakopöe-übliche Geheimmittel
37 Frühe Bezeichnung eines Arzneibuchs; Antidotum heißt eigentlich Gegenmittel
38 Schwaiger S. 22ff.
39 Siehe Schwaiger, S. 25.
40 Schwaiger, S.27ff.
41 Kunstwort aus Iatros (Arzt) und Chemie. Danach hängen körperliche Abläufe in gesunden und kranken Tagen von chemischen Vorgängen ab.
42 Er stellte anorganische Säuren und Salze her – das sog. „Glaubersalz" – Natriumsulfat, ein Abführmittel
43 Schwaiger, S. 28ff.
44 Schwaiger, S. 32ff.
45 Schwaiger, S. 33ff.
46 Schwaiger, S. 33ff.
47 Schwaiger, S. 37ff.
48 Körper- und Krankheitskonzept des schottischen Arztes John Brown (1735 – 1788)
49 Neu entdeckte Lehre des Hippocrates (460–377 v. Chr.)
50 Kontaktwirkung – Beschleunigung oder Verzögerung eines Prozesses, ohne selbst chemisch daran teilzunehmen
51 Schwaiger, S. 38ff.
52 Schwaiger, S. 43ff.
53 Schwaiger, S. 46ff.
54 Würdigende Beachtung
55 Vorbild
56 Abgeschwächte Bakterienkulturen
57 Die im Blutserum gebildeten spezifischen Antikörper
58 Verhüten des Eindringens pathogener Keime in Wunden
59 Schwaiger, S. 47ff.
60 Schwaiger, S. 49ff.
61 Schwaiger, S. 50ff.
62 Schwaiger, S. 52ff.
63 Ulmer Tagblatt vom 14. Nov. 1907
64 StA Ulm, B501/210 Nr. 2
65 Verfahren zur Registrierung der Aktionspotentiale des Herzens
66 Methode zur Registrierung von Potentialschwankungen des Gehirns
67 Substanzen, die die Zellteilung verhindern oder verzögern
68 Vom Arzt diktierte
69 Schwaiger, S. 55 ff.
70 Schwaiger, S. 57.
71 Der inoffizielle Grund für den Umzug war ein anderer. Denn in Wahrheit schnapselte der „Schnaps-Leonhard" selbst gern und hielt ständig die Mitarbeiterinnen in der Löwen-Apotheke dazu an, mit ihm zu trinken. Da Dr. Maurer viel außer Haus war, sah er sich daher genötigt, andere Räume zu suchen.
72 Privatarchiv Maurer

Förderer

**Ich bedanke mich bei folgenden Firmen,
die dieses Buch finanziell unterstützt haben:**

Deutsche Homöopathische Union
Familie Merckle
Sanacorp Ulm
Sparkasse Ulm
Volksbank Ulm-Biberach eG

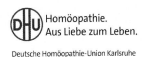

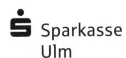

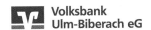

Impressum

Konzeption, Text, Bildrecherche
Irene-Franziska Maurer
Redaktion
Thomas Vogel
Gestaltung
Lioba Geggerle – logo.lio.
Gesamtherstellung
Süddeutsche Verlagsgesellschaft mbH Ulm

© Süddeutsche Verlagsgesellschaft im Jan Thorbecke Verlag 2015
ISBN 978-3-88294-469-3